La magia de
los aceites esenciales

La aromaterapia ofrece algo para casi todos: médicos facultativos la utilizan en tratamientos naturales; los terapistas y masajistas buscan una forma efectiva de energía vegetal para utilizarla en su trabajo; los psicólogos la aplican en su deseo de tratar el estres y otros desequilibrios en forma natural; el consultante la practica en su camino hacia la iluminación espiritual; o alguien usa aceite de lavanda para darle a su ambiente una esencia placentera.

Los aceites esenciales tienen una magia que crea y promueve la transformación en la vida de las personas en muchos niveles. Ellos son formas altamente concentradas de energía herbal que representan el alma o la fuerza de la vida de la planta. Cuando se inhalan los vapores aromáticos, estos pueden influenciar áreas del cerebro inaccesibles al control consciente, tales como las emociones y las respuestas hormonales. La aplicación de los aceites en un masaje puede mejorar los beneficios del trabajo corporal en los sistemas muscular, linfático y nervioso. La aplicación cutánea de los aceites ayuda a influenciar los principales sistemas del cuerpo.

Todos estos usos terapéuticos de los aceites esenciales —los néctares curativos naturales de la Tierra— aumentan la armonía y el equilibrio. Esta obra provee todo el conocimiento que se necesita para beneficiarse de las muchas formas en que la aromaterapia puede llevar el equilibrio a su vida.

Acerca la autora

Ann Berwick nació en Seattle, Washington y en 1970 se mudó con su familia a Inglaterra. Allí asistió a la escuela y obtuvo su licenciatura en Sociología en el Polytechnic of North London. Actualmente vive con su familia y su perro en las afueras de Boulder, Colorado.

Ann ha estado relacionada con la aromaterapia por más de una década. Recibió su entrenamiento inicial con Patricia Davis en el London School of Aromatherapy y entrenó también con Shirley Price. A mediados de los ochenta, abrió una clínica de salud holística en los suburbios de Londres. Regresó a los Estados Unidos en 1989 e inauguró Quintessence Aromatherapy Inc., llamada hoy en dia Ann Berwick Aromatherapy, la cual ofrece un programa de certificación y los productos Shirley Price. Ann ha escrito para prensa local y nacional donde se ha destacado. También sirve como consultora para centros de masajes y compañías privadas y mantiene su propia práctica de aromaterapia. Como miembro fundadora y ex-presidente de la National Association for Holistic Aromatherapy, Ann promueve los patrones de entrenamiento y el conocimiento público acerca de la materia. Ha estudiado reflexología, herbalismo, terapia de esencia de flores y terapia del color. También es una terapista del masaje licenciada y esteticista.

Correspondencia a la autora

Para contactar o escribir al autor, o si desea más información sobre este libro, envíe su correspondecia a Llewellyn Worldwide para ser remitida al autor. La casa editora y el autor agradecen su interés y comentarios en la lectura de este libro y sus beneficios obtenidos. Llewellyn Worldwide no garantiza que todas las cartas enviadas serán contestadas, pero si le aseguramos que serán remitidas al autor. Favor escribir a:

Ann Berwick
℅ Llewellyn Publications
P.O. Box 64383, Dept. K066-3
St. Paul, MN 55164-0383, U.S.A

Incluya un sobre estampillado con su dirección y $US 1.00 para cubrir costos de correo. Fuera de los Estados Unidos incluya el cupón de correo internacional.

Aromaterapia

Ann Berwick

tradución al Español por
Alberto Rodríguez y Edgar Rojas

1999
Llewellyn Español
St. Paul, Minnesota U.S.A.

PRIMERA EDICION
Primera impresión, 1999

Edición y coordinación general: Edgar Rojas
Traducción al Español: Alberto Rodríguez y Edgar Rojas
Diseño de la portada: Anne Marie Garrison
Ilustración de la portada: Liz Phillips
Ilustraciones de las plantas: June Zenner
Diseño del interior: Michelle Dahn y Pam Keesey

Library of Congress Cataloging-in-Publication Data.
Librería de Congreso. Información sobre ésta publicación.

Berwick, Ann, 1953-
  [Holistic aromatherapy.   Spanish]
  Aromaterapia / Ann Berwick ; traducción al Español por Alberto Rodríguez y
Edgar Rojas
    p.   cm.
  Includes bibliographical references and index.
  ISBN 1-56718-066-3
  1. Aromatherapy.   I. Title.
RM666.A68B4718 1999
615' .321--DC21   99-32325
                                                                  CIP

Llewellyn Español
Una división de Llewellyn Worldwide, Ltd.
P.O. Box 64383, Dept. K066-3
St. Paul, MN 55164-0383, U.S.A.

www.llewellynespanol.com

Impreso en los Estados Unidos de América

Dedicatoria

Este libro está dedicado a mis padres, quienes me han apoyado en todo momento, a mi esposo Robert y a mis hijos Adam, Alex y Natasha, quienes hacen que todo valga la pena.

Debo agradecimientos especiales a mi padre, cuya paciencia y cuidadosa edición de mi manuscrito hizo posible este libro. Esto no hubiera sucedido sin su ayuda.

Por supuesto, no puedo olvidar los propios aceites esenciales; ellos han obrado tantos milagros, me han enseñado muchas lecciones y han transformado tantas vidas.

Aclaración

La información presentada en este libro es solamente para propósitos educativos. Este no pretende ser de ninguna manera un sustituto del cuidado médico profesional. Cualquier aplicación de las ideas, información o técnicas mencionadas en él, son dejadas a la única discreción y riesgo del lector.

Mucha de la información acerca de las acciones de los aceites esenciales o los resultados de utilizarlos, está basada en la hecho del conocimiento acumulado por el uso continuo de ciertas plantas a través de la historia de la humanidad. Esta información no está basada necesariamente en pruebas científicas. Es en este espíritu del uso tradicional que se ofrecen sugerencias para la aplicación cuidadosa de varios aceites.

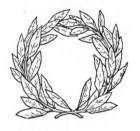

Contenido

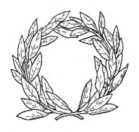

Introducción

La aromaterapia puede ser definida como el uso terapéutico de los aceites esenciales de las plantas aromáticas. Estos aceites son formas altamente concentradas de energía herbal y representan el alma o fuerza vital de la planta. Son sustancias orgánicas extremadamente complejas, y constan de cientos de compuestos químicos. Una vez extraídos, son muy volátiles y cuando se exponen al aire se transforman de sustancia líquida altamente potente en vapor aromático en pocos segundos. Sus acciones sobre el cuerpo humano no son totalmente comprendidas, pero han sido utilizados benéficamente por miles de años. Actualmente existen tres ramas principales de aromaterapia:

1. Médica/clínica: es un enfoque alopático en el cual se presta especial atención a las acciones químicas de los aceites en el mejoramiento del sistema inmunológico y en el ataque de

bacterias y virus. Este enfoque se originó en Francia y está representado principalmente por el trabajo de los médicos franceses Valnet, Penoel y Francômme.

2. Estética: también referenciada como aromacología, la cual se concentra en aplicaciones cosméticas.

3. Holística: una terapia "directa" que emplea masajes y otras terapias corporales y de energía con la aplicación de los aceites esenciales. Este enfoque se basa en el restauramiento del equilibrio entre el cuerpo, la mente y el espíritu, empleando los efectos psicológicos y emocionales de los aceites. Este ha sido desarrollado de forma más completa en Inglaterra y está representada por el trabajo de Madam Maury, Robert Tisserand, Patricia Davis, Shirley Price y la autora.

¿Qué queremos decir realmente con holismo? Platón una vez escribió:

> No debe intentarse la cura de la parte sin el tratamiento del todo. No se debe intentar curar el cuerpo sin el alma y si la cabeza y el cuerpo van a ser sanados, se debe empezar por curar la mente, ya que el gran error de hoy en día en el tratamiento del cuerpo humano es que los médicos separan primero el alma del cuerpo.

Una perspectiva holística significa mirarnos a nosotros mismos como una red de compenetración de mente, cuerpo y espíritu y también como parte del amplio ambiente en el que vivimos. Nuestras relaciones con aquellos a nuestro alrededor, los valores por los que nos regimos, la sociedad de la que somos parte, nuestra relación con el planeta en el que vivimos, incluso la forma en que nos relacionamos con el resto de la creación, todo tiene relación con lo que manifestamos en nuestras vidas, hasta el más simple dolor de cabeza.

El significado es un elemento importante en el holismo y éste incluye la comprensión de las conexiones entre elementos aparentemente no relacionados. ¿Es este dolor de cabeza solamente un dolor de cabeza (el cual podría ser) o es un síntoma de algo más profundo (problemas en las relaciones, estres, un sentimiento o desesperanza)?

Podríamos estar llevando una carga emocional, sintiéndonos destrozados o hambrientos de afecto y estos sentimientos pueden manifestarse físicamente.

Creo que la aromaterapia es única en el sentido en que verdaderamente es una terapia holística. Los aceites esenciales afectan la mente y las emociones con la misma intensidad con que afectan el cuerpo físico. La calidad de esencia de los aceites es única en la medida en que el sentido del olfato pueda influenciar áreas del cerebro inaccesibles para el control consciente, tales como las emociones y las respuestas hormonales. La aplicación de aceites en los masajes puede incrementar los beneficios del trabajo corporal sobre los sistemas muscular, linfático y nervioso. Con la aplicación cutánea de los aceites esenciales, podemos influenciar más profundamente los sistemas principales del cuerpo.

En el nivel energético, los aceites aromáticos son muy activos y Margarite Maury lo expresa cuando escribe: "...cuando estamos tratando con un aceite esencial y su fragancia, estamos tratando directamente con una fuerza vital y entrando al propio corazón de la alquimia de la creación".

En capítulos posteriores discutiremos la naturaleza y propiedades de los aceites esenciales. Quiero expresar que la aromaterapia es un sistema terapéutico con influencias que van más allá de lo inmediatamente aparente, debido a la naturaleza especial de las sustancias que estamos utilizando.

La salud está basada en la plenitud y la armonía en todos los aspectos de la vida y cualquier terapia que empleemos lo puede proclamar. No tiene sentido tratar un síntoma físico si no se han reconocido los factores principales. La aromaterapia puede empezar a abordar algunos de estos factores. Podemos utilizar aceites esenciales para ayudar a aliviar varios estados mentales, tales como la depresión, para ayudar a enfocar nuestras emociones, para trabajar en las manifestaciones físicas de desequilibrio y, de hecho, para ayudarnos a obtener un conocimiento más profundo acerca de nosotros mismos, utilizándolos en la meditación.

Es por esto que los aceites esenciales tienen un papel tan importante en un enfoque holístico: trabajan en varios niveles. En una escala más amplia, estos son productos de nuestro ambiente natural y estamos utilizando remedios que sirven de soporte en nuestra fuerza vital natural, la cual trata continuamente de mantener la homeóstasis.

Al utilizar los aceites esenciales de esta forma, debemos observar cuidadosamente todos los aspectos de la vida del usuario y crear una mezcla de los aceites apropiados para la situación mental, emocional, espiritual y física del individuo. Esta es la base de todo tratamiento de aromaterapia verdadero y es lo que Madame Maury buscaba cuando inventó su Prescripción Individual (P.I.). El objetivo de este libro es presentar este enfoque hacia la aromaterapia.

Orígenes de
la aromaterapia

Nadie sabe cuándo la humanidad empezó a utilizar plantas aromáticas con propósitos curativos. Estamos seguros de que en el pasado los sentidos del hombre eran mucho más agudos y que su olfato era crucial para su sobrevivencia. Hay evidencia de que en el período Neolítico las hierbas aromáticas eran utilizadas en culinaria y en medicina y que junto con las flores eran enterradas con la persona en el momento de morir. La ahumación o fumigación era probablemente uno de los usos más antiguos de las plantas, como parte de ofrendas rituales para los dioses. Quizás se observabó que el humo de ciertas plantas aromáticas tenía efectos alucinógenos, estimulantes, calmantes o de otro tipo. Gradualmente, se fué acumulando conocimiento sobre las plantas y se transmitió a través de cientos de generaciones de chamanes.

En el antiguo Egipto la medicina aromática estuvo altamente desarrollada. Para esa época la China y la India ya tenían avanzados conceptos de medicina. En esta obra me concentraré en el desarrollo histórico más importante para las tradiciones herbales occidentales.

El uso ritual de las hierbas aromáticas tuvo importancia en la vida espiritual egipcia. Inicialmente, los sacerdotes eran las únicas personas que tenían acceso a estas preciosas sustancias. El incienso fue la aromática de uso más antiguo entre los egipcios y se pensaba que el humo se elevaba hasta la morada de los dioses. El incienso se ofrecía en el amanecer al dios del sol Ra y la mirra pertenecía a la luna. La palabra "perfume" se deriva del Latín *per* (por) y *fumum* (humo, vapor). En otras palabras, "incienso". Una de las más famosas fórmulas aromáticas egipcias era una mezcla de 16 sustancias aromáticas, las cual era conocida como *kyphi* y era preparada originalmente como un incienso sólido. Luego se convirtió en un artículo común en los hogares egipcios y más tarde fue utilizado como perfume líquido por los romanos y los griegos.

Ninguna discusión de la práctica egipcia antigua sería completa si no se menciona el uso de aromáticas en la momificación. Debido a que los egipcios creían que el muerto necesitaba el cuerpo en la otra vida, se tomaban medidas extremas para asegurar su preservación. Los órganos internos eran removidos y la cavidad se llenaba con casia y mirra. El cuerpo se dejaba deshidratar durante 70 días y después se envolvía en vendas impregnadas con aceite de madera de cedro y otras aromáticas. En el momento del sepelio, el cuerpo era decorado con flores y se ofrecía una oración al dios Horus, pidiéndole derramar su perfume sobre el cuerpo. Las cualidades antisépticas de las aromáticas utilizadas en el embalsamamiento ayudaban a preservar el cuerpo.

La madera de cedro utilizada en el embalsamamiento era probablemente importada de Líbano y el nardo, la mirra, el incienso, el ládano y la canela eran importados de Babilonia, Etiopía, Somalia, Persia e India. Los egipcios utilizaban estas sustancias en ungüentos, perfumes, medicinas y cosméticos y eran conocidos como expertos perfumeros en todo el mundo antiguo. Una antigua crema egipcia para las arrugas contenía las gomas de incienso y de ciprés, aceites

que todavía se utilizan hoy para la piel envejecida. Los egipcios extra-
ían aceites utilizando un método de infusión, aunque algunos historiadores creen que ellos tenían una forma primitiva de destilación.

El Papiro Ebers, uno de los pocos papiros médicos sobrevivientes,
describe la ingestión de medicinas aromáticas para problemas internos, aplicación externa para el dolor, ungüentos para enfermedades
cutáneas, inhalaciones para afecciones respiratorias, gárgaras para
desórdenes bucales, baños y duchas de asiento para desórdenes ginecológicos y enemas para infecciones intestinales. Los aromaterapistas modernos utilizan los mismos métodos.

Cuando los judíos iniciaron su viaje hacia la tierra prometida
alrededor del año 1249 A. de C., Moisés recibió instrucciones de
Jehovah para la preparación del aceite sagrado y el incienso:

> Y el Señor dijo a Moisés: "Toma especias aromáticas,
> estacte y uña aromática y gálbano, especias aromáticas
> con incienso puro (de todo en partes iguales) y harás de
> ello el incienso, un perfume según el arte del perfuma-
> dor, bien mezclado, puro y santo;"...."Y como este
> incienso que harás, no os haréis otro según su composi-
> ción; te será cosa sagrada para el Señor".[1]

Existen muchas otras referencias en la Biblia acerca del uso de
aromáticas para la purificación. La mirra era utilizada en la purificación de las mujeres judías y era llevada alrededor del cuello como un
desodorante y un antiséptico mientras cruzaban el desierto. Otras
referencias se encuentran en el Cantar de Salomón, el nacimiento de
Cristo, Su unción como Rey y en Su ministerio de sanación. El vínculo continuo entre sustancias aromáticas y la espiritualidad, resalta
la naturaleza especial de estas plantas.

Los griegos aprendieron mucho de los egipcios acerca del uso de
las aromáticas. La invención de perfumes fue atribuida a los dioses;
los hombres obtenían conocimiento de ellos a través de la ninfa
Aeone. Esculapio y Afrodita eran dioses de la curación y las esencias
y los tratamientos de curación eran dados por las sacerdotisas en el
templo de Afrodita.

Más importante que eso, los médicos griegos empezaron a registrar y a clasificar las propiedades de las plantas medicinales. Marestheus reconoció que las plantas aromáticas tenían cualidades estimulantes o sedantes. La rosa y el jacinto fueron considerados refrescantes y tonificantes, el lirio y el narciso eran sedantes e hipnóticos.

Grandes discusiones tomaron lugar acerca de dónde se debían aplicar los ungüentos en el cuerpo. Diógenes pensaba que era mejor en los pies, ya que la esencia ascendería a medida que el ungüento se disolvía. Anacreon pensaba que era mejor en el pecho, debido a que este era el asiento del corazón y del alma. Algunos griegos acaudalados untaban diferentes partes del cuerpo con diferentes esencias. Los griegos reconocieron que los aceites aplicados externamente podían afectar órganos y tejidos internos. Hipócrates escribió que los baños aromáticos eran útiles en el tratamiento de desórdenes femeninos. Asclepiades creía que el tratamiento debía ser placentero y recomendaba masajes, música, perfume, baño y vino.

Discorides, el famoso médico griego, escribió un tratado de cinco volúmenes sobre medicina herbal, describiendo las plantas de la región mediterránea. Una de las secciones trataba acerca de las aromáticas y las propiedades que atribuía a estas plantas han sido verificadas a través de la historia. Por ejemplo, la mirra fortalece las encías, el junípero es un diurético, la mejorana es un soporífero y el ciprés detiene el sangrado. El pudo haber escrito un libro sobre aromaterapia.

El nombre Cleopatra es sinónimo de belleza, seducción y perfume; aunque más griega que egipcia, ella fue la última de las reinas egipcias. El arte de manufacturar cosméticos y perfumes fue bien desarrollado en su tiempo y utilizaba los secretos del perfume en su seducción de Marco Antonio.

Los romanos fueron bien conocidos por sus balnearios y casas de baño, y las aromáticas fueron utilizadas ampliamente en sus vidas diarias. En ese tiempo, la gente común tenía acceso a ellas. Secciones completas de la ciudad eran ocupadas por los *ungüentarii* o perfumeros. Estos tenían diferentes nombres para tres tipos diferentes de perfume: *ladysmata* eran los ungüentos sólidos, *stymmata* eran los aceites fragantes y *diapasmata* eran los perfumes en forma de polvo. Ellos utilizaban las aromáticas para perfumar el cabello, el cuerpo, la ropa, las camas, las banderas e incluso las paredes de las casas. Un famoso aceite romano era el *nardinium*, el cual contenía cálamo, costus, cardamomo, melisa, nardo y mirra.

Galen era un griego que servía como Médico Real al Emperador Romano y a su familia. También era conocido por su trabajo como cirujano en la Escuela de Gladiadores. Se decía que su habilidad curativa era tan grandiosa que ningún gladiador moría a causa de las heridas mientras él era responsable por su cuidado. El amplio conocimiento de Galen sobre los remedios de plantas era evidente en sus escritos y clasificó las plantas en categorías que todavía se conocen como Galénicas.

"Lavanda" viene del Latín *lavare* (lavar), quizás proveniente de su uso en la limpieza de heridas. Se cree que los romanos llevaban lavanda al norte de Europa durante su ocupación.

Después de la caída de Roma, muchos de los médicos sobrevivientes huyeron a Constantinopla, donde se familiarizaron con el conocimiento árabe de las aromáticas. Uno de los más importantes aspectos en el desarrollo en la historia de la perfumería y de las aromáticas fue la perfección de la destilación por parte de Avicenna en el siglo X, aunque algunos historiadores creen que los egipcios tenían una forma primitiva de destilación algunos siglos antes.

El aceite de rosa fue el primero destilado por Avicenna. El perfume, tal como lo conocemos, sin una base pesada de aceite, ahora era una realidad. El agua de rosa se convirtió en un producto exportable en el mundo árabe.

Las aromáticas y perfumes del Medio Oriente fueron llevados a Europa durante las Cruzadas y esto estimuló la creación de la industria del perfume francés. Los perfumeros franceses establecieron su primer patente en el año 1190 de la era cristiana. Esto llevó al cultivo de plantas aromáticas para el negocio de la perfumería en Europa y puso el perfume al alcance popular. Los perfumeros tenían poca idea de las propiedades medicinales de los aceites esenciales que estaban extrayendo.

En el siglo XII empezaron a aparecer en Europa traducciones en Latín de los escritores griegos clásicos, tales como Dioscorides, y en el siglo XIV empezó un renacimiento herbal, provocado tal vez por el ataque de la Muerte Negra (peste bubónica). Manuscritos ingleses de los siglos XIV y XV se refieren a aceites infusos y daban instrucciones para prepararlos. Estos hablaban de su aplicación externa, en el frente y la espalda del cuerpo para curar desórdenes internos. El *Bancke's Herbal* (*Herbario de Bancke*), el primer herbario impreso, publicado en 1527, ofrece recetas para preparar un aceite de rosa infuso e instrucciones para su uso:

> El aceite de rosas se prepara así: algunos hierven rosas en aceite y las conservan. Otros llenan un recipiente de vidrio de rosas y aceite y lo hierven en un caldero lleno de agua; este aceite es bueno. Algunos desmenuzan rosas frescas en aceite y las colocan en un recipiente de vidrio, dejándolas expuestas al sol durante cincuenta días. Este aceite, al untarse, es bueno contra la irritación del hígado.

La perfección de la destilación estuvo ligada a la alquimia; en la Alemania del siglo XVI aparecieron varios libros que tenían que ver con la destilación y los aceites esenciales. Entre los escritores alquimistas se encontraba Hieronymus Braunschweig. En su último libro, escrito en 1597, se refería a 25 aceites esenciales, incluyendo romero, lavanda, clavo, canela, mirra y nuez moscada. Mucho de lo que se escribía se refería a procesos alquímicos y la preparación de aceites esenciales era una consecuencia de la búsqueda de la quintaesencia o espíritu de la planta. La destilación repetida del material, la cual también simbolizaba la purificación espiritual, llevó a la creación de potentes sustancias medicinales.

Los botánicos de ese tiempo eran influenciados por ideas alquimistas, al igual que las ideas griegas sobre humores y tonificantes de plantas. Los remedios eran descritos como calientes, fríos, secos y húmedos. La idea de los cuatro elementos (Aire, Agua, Fuego y Tierra) y sus correspondientes humores constituían la base para la prescripción. Los humores eran: Sanguíneo, Flemático, Colérico y Melancólico. Cualquier desequilibrio podría causar una enfermedad. El trabajo del médico era restaurar el equilibrio mediante la selección del remedio. De esta forma vemos que, junto con las consideraciones astrológicas y la doctrina de las fórmulas, la medicina de este período estaba basada en ideas antiguas de la naturaleza del universo.

El regreso de la peste bubónica en el siglo XVII incrementó la demanda de aromáticas, debido a que eran los únicos antisépticos conocidos. Se rumoraba que los perfumeros y los fabricantes de guantes relativamente inmunes (en esa época estaban de moda los guantes perfumados). Se cargaban o se llevaban puestas mezclas aromáticas que contenían plantas aromáticas para evitar la enfermedad.

Se creía que la peste se llevaba en el aire y se llevaron a cabo fumigaciones a gran escala. Se encendían fuegos en las calles de la ciudad cada 12 horas y se quemaban maderas aromáticas tales como pino. Se quemaba incienso y velas fragantes en el interior y en los cuartos de los enfermos y se esparcían hierbas en los pisos. Culpeper[2] da la siguiente receta:

> Una mezcla aromática para el tiempo de la pestilencia
> Tome ládano, estoraque–calmite, una porción de cada uno; clavos, media porción; camphure, nardo, nuez moscada, siete granos de cada uno; triture todo esto hasta volverlo un fino polvo y mézclelo con agua de rosas en la que se haya puesto en remojo tragacanto y goma árabe y prepare bolas.

En el siglo XVIII, las aromáticas fueron ampliamente utilizadas por los botánicos y algunos médicos. La reciente invención de la imprenta había dado a los literatos acceso público al conocimiento herbal. Los boticarios suministraban los aceites esenciales y tenían tiendas en donde el público podía comprar remedios. En este tiempo se empezó a desarrollar la profesión de la medicina y los comienzos de la química y surgió gradualmente una separación entre el uso de las hierbas y las drogas químicas. Se inició la investigación de los constituyentes activos de las plantas medicinales y las ideas más místicas, como la de los humores, empezaron a perder fuerza. Los aceites esenciales todavía eran utilizados extensivamente y permanecieron en la farmacología por algún tiempo. La lucha en desarrollo por el poder entre la creciente profesión de médico y los botánicos tradicionales ha llevado a algunos historiadores a sugerir que la quema de brujas puede haber sido una forma de eliminar la competencia por parte de la mujer inteligente de la aldea.

En el siglo XIX, los principios activos de las esencias fueron investigados más científicamente de lo que había sido posible anteriormente y en *Materia Médica*, escrito por Witla en 1882, se mencionaban 22 esencias oficialmente aceptadas. Los investigadores franceses Cadeac y Meunier y los italianos Gatti y Cajola publicaron trabajos sobre los aceites esenciales para esa época. En 1887, Chamberland publicó sus descubrimientos sobre los poderes antisépticos de los vapores de los aceites esenciales y reportó también que estos acababan con los microorganismos de muermo y la fiebre amarilla. Se econtró que la canela, el tomillo, la lavanda, el sándalo y el cedro eran los antibacteriales más poderosos. A pesar de que se sabía que los aceites esenciales eran efectivos, los medicamentos químicos sintetizados empezaron a hacerse populares.

No fue sino hasta comienzos de los 30s que al uso terapéutico de los aceites esenciales se le dio el nombre de "Aromatherapie" y fue considerada como una disciplina por derecho propio. Un químico relacionado con la perfumería popular, Rene-Maurice Gattefosse, dedicó 50 años de su vida a la investigación de los aceites esenciales, las fragancias y los efectos terapéuticos y psicológicos de los aromas hasta el punto en que estableció la base para futuros trabajos en el campo. Su famoso trabajo, *Aromatherapie*, publicado en 1937, fue una guía importante en la literatura de la aromaterapia, aunque Monsieur Gattefosse había realizado previamente un número de trabajos sobre perfumería a comienzos de siglo. En los años 20s escribió sobre las propiedades terapéuticas de los aceites esenciales en *Reflections on the Use of Essential Oils* (*Reflexiones sobre el uso de los aceites esenciales*), *Physiological Role of Perfumes* (*El papel fisiológico de los perfumes*), *Physiological Action of Aromatic Solutions* (*Acción fisiológica de las soluciones aromáticas*) y *Therapeutic Uses of Bergamot Oil* (*Usos terapéuticos del aceite de bergamota*). También publicó varios libros sobre el uso de la aromaterapia en la dermatología y la estética en los años 40s. Habiendo dedicado toda una vida a la comprensión de los aceites y sus efectos terapéuticos, Rene-Maurice Gattefosse es considerado como una de las principales figuras en la aromaterapia moderna.

En un artículo escrito en 1936, Gattefosse describió la Aromaterapia (el nombre que él inventó) como "...una terapia que emplea aromáticas en una esfera de investigación, abriendo enormes panoramas a aquellos que han empezado a explorarla".

Otras personas estaban explorando las posibilidades de los aceites esenciales para esa época. En Los Angeles un tal Mr. Godissant estaba utilizando aceites esenciales para tratar el cáncer de piel, la gangrena y otros problemas de la piel. Roland Hunt escribió durante este periodo un libro acerca de la aromaterapia. En Australia, Penfold estaba investigando el aceite del árbol de té y en Italia estaban siendo investigadas las acciones psicoterapéuticas de los aceites esenciales.

La Segunda Guerra Mundial interrumpió mucha de esta actividad. Una excepción fue el doctor Valnet, un cirujano de la armada francesa, quien experimentaba con aceites esenciales para el tratamiento de heridas de guerra. El continuó su investigación después de la guerra, y su libro[3] fué publicado en 1964. El doctor Valnet introdujo la aromaterapia a la profesión médica francesa y ahora es una parte aceptada del sistema médico francés.

Marguerite Maury fue otra notable figura en la aromaterapia moderna. Ella fué una bioquímica francesa a quien le inquietaba el uso interno de los aceites y también estaba interesada en el rejuvenecimiento. Ella llevó a cabo una investigación extensa en el antiguo uso de las aromáticas e ideó un sistema de aromaterapia, el cual utilizaba los aceites externamente en un sistema de masaje, convencida de que la absorción cutánea era el mejor método de introducir los aceites en el cuerpo. También fue pionera de la idea de la Prescripción Individual, la cual era una mezcla terapéutica única para cada cliente. Madame Maury fue a Inglaterra en los años 50s y fue la principal responsable de la aromaterapia no-médica, la cual se desarrolló allí.

Madeline Arcier ha continuado con el trabajo de Madame Maury y maneja una clínica y una escuela en Londres. El libro de Robert Tisserand[4], la Escuela de Aromaterapia de Londres de Patricia Davis y sus libros[5,] y el trabajo de Shirley Price y sus libros[6] han sido de gran importancia en la introducción de la aromaterapia holística al público en general y ganar su aceptación en los hospitales británicos.

Notas de pie

1. Santa Biblia, Exodo 30, versículo 22.

2. Culpeper, N. *Culpeper's Complete Herbal*. Londres: W. Foulsham & Co.

3. Valnet, J. *The Practice of Aromatherapy*. Saffron Walden, Inglaterra: C. W. Daniel, 1980.

4. Tisserand, R. *The Art of Aromatherapy*. Saffron Walden, Inglaterra: C. W. Daniel, 1977.

5. Davis, P. *Aromatherapy: An A-Z*. Saffron Walden, Inglaterra: C.W. Daniel, 1988.

    ———. *Subtle Aromatherapy*. Saffron Walden, Inglaterra: C. W. Daniel, 1991.

6. Price, S. *Practical Aromatherapy: How to Use Essential Oils to Restore Vitality*. Wellingborough, Inglaterra: Thorsons, 1983.

    ———. *Aromatherapy for Common Ailments*. Londres: Gaia Books Ltda., 1991.

2

La fuerza vital de la planta

La American Aromatherapy Association (Asociación Americana de Aromaterapia) define los aceites esenciales así:

> ...extractos volátiles altamente concentrados, destilados de hierbas, flores y árboles aromáticos, que contienen propiedades hormonales y antisépticos naturales.

También han sido denominados la fuerza vital de la planta. De acuerdo con los doctores Francômme y Penoel:

> Las esencias de las plantas, en el significado fisiológico del término, son verdaderas esencias de la vida, elaboradas por las células secretoras de las plantas, las cuales han tomado la energía foto-electro-magnética del sol y la han convertido, con la intervención de enzimas, en

energía bioquímica bajo la forma de moléculas aromáticas altamente diversificadas.[1]

Sólo por el hecho de que algo sea natural no significa que es inofensivo. Los aceites esenciales son formas altamente concentradas de energía de la planta. Esta es una propiedad muy importante. *Su seguridad al utilizar los aceites y la seguridad de aquellos a quien se presentan, depende de la comprensión de su uso.* Una gota de aceite de rosa contiene la energía de 30 rosas y se dice que una gota de aceite esencial tiene el valor terapéutico de 25 tazas de infusión herbal. Dos mujeres han muerto tratando de inducir el aborto con poleo, y solamente 15 mililitros de pirola tomados oralmente pueden ser fatales.

Diferentes plantas producen diferentes cantidades de aceite esencial, lo cual determina los precios de las esencias. La cantidad obtenida varía desde 0.01 hasta 10 por ciento. La rosa contiene muy poca esencia y se necesitan hasta 2000 libras de pétalos de rosa para producir una libra de aceite esencial. De otro lado, para producir una libra de aceite, se requieren solamente 50 libras de material de planta de eucalipto o 150 libras de lavanda o 500 libras de salvia, tomillo o romero.

La volatilidad de los aceites esenciales es una de las características que los distingue de los remedios herbales basados en las plantas. Son las moléculas odoríferas del aceite esencial lo que compone el "aroma" en la aromaterapia y lo que inhalamos. Debido a los diferentes tamaños, pesos y composición química de sus moléculas, los aceites esenciales tienen diferentes ratas de evaporación y efectos terapéuticos en el cuerpo.

Los términos de perfumería para las ratas de evaporación son notas superiores, notas intermedias y notas base. Estas ratas de variación son medidas numéricamente en la escala de Poucher. Las notas superiores se evaporan rápidamente y suministran el impacto inicial en una mezcla. Son generalmente inspiradoras y estimulantes. Estas vienen de la familia de los cítricos, algunas hierbas y de árboles tales como el eucalipto.

Las notas intermedias forman la sustancia de una mezcla, y parecen funcionar en el metabolismo del cuerpo. Generalmente provienen de especias y hierbas tales como la canela y la lavanda.

Las notas base brindan solidez, fijación y seriedad. Actúan en las membranas mucosas y son buenas para los ancianos y para aquellos con condiciones crónicas. Generalmente son utilizadas en perfumería para fijar o mantener una mezcla y provienen de maderas, raíces y resinas. Sándalo, vetiver y mirra son buenos ejemplos de notas base.

Además de ser extremadamente volátiles, las esencias son afectadas por el calor y la luz y deben ser mantenidas en botellas de vidrio oscuras, lejos de la luz directa y de las temperaturas extremas; algunas son muy inflamables. Es importante saber que muchos plásticos no sirven para almacenar, debido a que son disueltos por los aceites esenciales.

Aunque los aceites de esencia son llamados aceites, no son realmente sustancias aceitosas, sino que tienen una viscosidad similar a la del agua. Generalmente son transparentes y pueden ser de varios colores, tales como azul (manzanilla), verde (bergamota) y anaranjado (mandarina). Son solubles en alcohol, aceite o grasa, pero no en agua. La vida útil de los aceites esenciales (aparte de los aceites cítricos) si no están disueltos, generalmente es de hasta seis años o más si se almacenan correctamente. Los puros y las resinas tienen una vida útil mucho más corta.

Los aceites esenciales son secretados usualmente por glándulas especiales, ductos o células en diferentes partes de la planta y se encuentran en la savia y la madera de ciertos árboles. Se pueden encontrar en las raíces, tallos, corteza, hojas, frutos y flores y son más abundantes en algunas familias botánicas que en otras. Las familias de plantas que al parecer son más prolíficas en la producción de aceite esencial son: *Lamiaceae, Myrtacae, Cupressaceae, Rutacea, Lauraceae* y *Apiaceae*.

La siguiente es una lista de los aceites esenciales y las partes de las plantas de las cuales se derivan.

Raíces: Jengibre, vetiver, angélica.

Hojas y tallos: Albahaca, cayeputi, salvia silvestre, ciprés, eucalipto, geranio, hisopo, mejorana, mirto, limón, verbena, melisa, niaouli, orégano, petitgrain, pachulí, pinocha, menta, romero, salvia, ajedrea, hierbabuena, abeto, árbol de té, tomillo, tarragón.

Corteza: Canela, abedul.

Flores: Manzanilla, jazmín, neroli, rosa, ylang-ylang, caléndula, lavanda.

Cáscara de frutas: Toronja, bergamota, naranja mandarina, naranja, limón, lima, mandarina.

Botones de flores: Clavo.

Semillas: Zanahoria, hinojo, alcaravea, cilantro, semilla de anís, nuez moscada.

Resinas: Incienso, benjuí, mirra, gálbano, elemí.

Madera: Sándalo, alcanfor, madera de cedro, palo de rosa.

Pastos: Citronela, pasto limón, palmarosa.

Las esencias de partes diferentes de la planta pueden tener diferentes estructuras químicas, como en la corteza y las hojas de canela. La misma planta también puede secretar diferentes aceites esenciales. Por ejemplo, tanto el petitgrain como el neroli provienen del árbol de naranja agria.

El clima estea directamente relacionado con la cantidad y la calidad del aceite esencial producido. La mayoría de los aceites esenciales provienen de zonas cálidas: la región Mediterránea, el Oriente Medio, India, Australia y las Islas del Pacífico. La composición química del aceite esencial varía con el tiempo del año, la hora del día, la condición del suelo, la variedad de la planta, etc. La mejor hora para recoger el jazmín es a la puesta del sol, cuando la esencia está en su más alto nivel en la flor. Ylang-ylang se cosecha en mayo o junio, debido a que es cuando sus flores producen el más alto porcentaje de aceite.

Las plantas dependen de la luz para llevar a cabo sus procesos bioquímicos y el tipo de luz que reciben afecta la acción terapéutica del aceite. Al nivel del mar, la luz del sol que da a las plantas ha viajado a través de toda la atmósfera. El espectro de luz puede verse debilitado en las longitudes de onda azul y violeta, debido a la dispersión y absorción de las moléculas de aire, polvo, humo, etc.; una planta que crece en este ambiente producirá más fenol. A mayores altitudes, la atmósfera más delgada produce menos dispersión y por lo tanto menos pérdida de estas longitudes de onda.

La misma planta, creciendo en las montañas, producirá más alcoholes. Botánicamente, son la misma planta, pero son terapéuticamente muy diferentes.

Métodos clásicos de producción

Tradicionalmente, los aceites esenciales han sido producidos en cuatro formas principales: destilación, enfleurage[2], expresión fría y extracción del solvente. La destilación al vapor es el método utilizado para producir la mayoría de aceites esenciales. En este método, el material de la planta se coloca sobre una trampa de alambre en una tina grande de acero inoxidable. El vapor se pasa a través del material de la planta, el calor provoca la ruptura de las glándulas odoríferas y la esencia es liberada en forma de vapor.

La mezcla vaporosa de agua y esencia es recolectada en un tubo especial llamado "cuello de cisne" y es enviada a un serpentín refrigerado, donde el vapor es condensado. El agua y el aceite esencial se separan naturalmente con el enfriamiento, debido a sus diferentes gravedades específicas; el aceite generalmente es más ligero que el agua. A medida que la esencia se separa, esta llega a un vaso recolector conocido como frasco Florentino.

El líquido sobrante, llamado hidrolato o destilado, contiene los componentes solubles en agua de las plantas destiladas. Este puede ser agua floral o herbal y se puede utilizar en el cuidado de la piel, con niños o cuando se desee un efecto suavizante.

En algunos campos de cultivo, las plantas son destiladas tan pronto como se recogen, debido a que el aceite esencial es una sustancia muy delicada. Algunos ejemplos de aceites destilados son: lavanda, albahaca, clavo, ciprés, eucalipto, geranio, mejorana, romero, nuez moscada, menta, salvia, sándalo, tomillo y ylang-ylang.

El proceso de enfleurage, uno de los métodos más antiguos de extracción de las esencias, está basado en el hecho de que los aceites esenciales se disuelven en la grasa. En este método, se esparce grasa o cera purificada sobre bandejas de vidrio y las plantas son colocadas encima de la grasa. Las flores o plantas son cambiadas todos los días hasta que la grasa o cera queda saturada con el aceite esencial. Luego se utiliza un solvente como el alcohol para separar la esencia. Este es un antiguo método egipcio, el cual era utilizado para extraer las esencias de flores delicadas, tales como rosa y jazmín. Algunas veces el proceso toma hasta siete semanas. Los aceites producidos son llamados concretos y son muy concentrados. Estos concretos son procesados posteriormente para producir absolutos. Este método es costoso y emplea mucho tiempo, por lo que ha sido reemplazado por el uso de solventes químicos.

En el método de extracción de solvente, las flores o plantas se sumergen en un solvente adecuado, tal como acetona, alcohol, éter o bencina. La mezcla es calentada hasta que el solvente se haya evaporado, dejando el aceite esencial en el contenedor. Los absolutos de la flor, tales como rosa, jazmín y neroli son a menudo producidos de esta forma, ya que ellos son muy delicados para ser destilados y también tienen pequeñas concentraciones de aceite esencial en las flores. Los absolutos producidos por este método no deben ser utilizados internamente, debido a que pueden contener trazas de los químicos utilizados.

Expresión fría es el método que produce el aceite esencial más natural, debido a que no involucra ningún tratamiento químico o térmico. Este es el método más frecuentemente utilizado para extraer los aceites cítricos. Originalmente, las cáscaras de las frutas cítricas eran exprimidas a mano hasta que estallaban los pequeños glóbulos de aceite esencial. El aceite era recolectado en una esponja, la cual después era exprimida en un contenedor. Ahora este proceso se hace generalmente de forma mecánica.

La pureza de los aceites esenciales

La eficacia terapéutica de un aceite esencial depende de su pureza. Muchos estudios han demostrado que todo el aceite esencial opera sinérgicamente y siempre es más efectivo que la suma de sus partes o que su constituyente químico principal. Es importante trabajar con aceites esenciales puros y de alta calidad siempre que sea posible. Muchos de los aceites en el mercado son de mala calidad.

Los principales consumidores de aceites esenciales son las industrias del perfume y de la comida. Robert Tisserand dice que los aromaterapistas solamente utilizan cerca del dos por ciento del suministro de aceite esencial, mientras que la industria de saborizantes de comida utiliza el 50%, la industria farmacéutica el 20% y la industria de las fragancias el 25% (En la actualidad los aceites esenciales utilizados en la aromaterapia han llegado a ser mucho más importantes como factor en el consumo total de aceite).

En estos campos la pureza absoluta no es tan importante como en la aromaterapia; de hecho, la industria del perfume se ha estado alejando de las esencias naturales por algún tiempo. La mayoría de los perfumes contienen un pequeño porcentaje de aceites esenciales y dicha industria del requiere un rango de esencias mucho más grande del que los aceites esenciales puros puede ofrecer.

Si un aceite esencial es apropiado para la aromaterapia, este debe ser de la fuente de planta correcta, cosechada a la hora correcta y cultivada bajo las condiciones correctas, preferiblemente orgánicamente. Este nunca debe ser adulterado con químicos o sintéticos.

Qué se debe buscar en los aceites esenciales

- El aceite debe oler igual a la planta de la cual proviene. Esta es una simple guía que mucha gente ignora. Cuando se inhala el aceite se debe sentir su efecto en el cuerpo, a diferencia de los aceites sintéticos, los cuales se sentirán irritantes.

- Los aceites deben ser claros, no turbios y de color paja, verde, café, anaranjado, etc. No deben ser grasosos y se deben evaporar limpiamente.

- Deben tener precios diferentes. No compre esencias que tengan todas el mismo precio. El aceite de rosa debe ser mucho más costoso que el de romero. Si no es así, este puede estar diluído, puede ser sintético o dilatado. Los precios bajos también pueden indicar que el aceite es una segunda o tercera destilación del material de la planta, en cuyo caso este tendrá un valor terapéutico mucho menor. Algunas veces los aceites son diluídos con otra planta que tiene un aroma similar pero un menor costo; por ejemplo, la citronela a menudo es vendida como melisa. El verdadero aceite de melisa es más costoso que el de rosa. Es probable que se obtenga el aceite específico que se desea si se conoce el nombre botánico correcto de la planta, suponiendo que el proveedor es honesto. "Marigold" puede ser caléndula o clavelón. Como no se produce aceite de marigold, el aceite de caléndula o de marigold siempre es un aceite macerado (aceite vegetal en el cual las flores han sido remojadas).

- Los aceites deben ser vendidos en botellas de vidrio oscuro, definitivamente no de plástico.

- La parte de la planta de la cual proviene el aceite, es importante. Por ejemplo, los aceites de corteza de canela y de hojas de canela son muy irritantes para la piel. El aceite de bayas de junípero es superior al aceite destilado de las hojas de junípero.

Métodos comunes de adulteración

- Se puede adicionar una cierta cantidad del constituyente químico principal al aceite esencial para "estirarlo".

- Se puede adicionar aceite de una planta más barata. Se puede agregar citronela a la melisa; con frecuencia se le adiciona menta al abedul.

- Se pueden adicionar sustancias aromáticas sintéticas. Esto puede causar irritación, alergias, náuseas, dolor de cabeza y reducir el valor terapéutico.

- Se pueden remover algunos de los constituyentes químicos. Debido a que un aceite esencial es extremadamente complejo, constituido por cientos de químicos, algunos de ellos en muy pequeñas cantidades, esto alteraría el valor terapéutico del aceite. A menudo el mentol es removido del aceite de menta y utilizado por la industria farmacéutica. Como regla general, entre más se altera química o físicamente un aceite esencial, menos valor clínico tendrá.

El papel de los aceites esenciales en la planta

La función de las esencias en la vida de las plantas no se ha comprendido del todo. Describiré algunas funciones, pero queda mucha investigación por realizar sobre el significado total de estas maravillosas sustancias.

En las plantas que producen aceite de las flores, una de las funciones obvias es atraer insectos para la polinización, la cual asegura la reproducción y la supervivencia de las especies. Las flores rojas y rosadas, cerca del nueve por ciento de las flores aromáticas, atrae a las mariposas tanto por el color como por la esencia. Las flores blancas, las cuales atraen la polilla, cuentan con un 15% de las flores aromáticas. Morris[3] dice que las flores nocturnas son blancas debido a que reflejan la luz de la luna mejor que cualquier otro color y esto ayuda a guiar a la polilla hacia la flor. Este tipo de flor también tiene una esencia pesada, lánguida y dulce, la cual atrae a la polilla. El jazmín, el lirio, el jacinto y la madreselva son ejemplos de este tipo de flor.

Una polilla emperador chino puede detectar una esencia seis millas en contra del viento. Las abejas son atraídas por las flores amarillas, lavanda y azules y las esencias asociadas con ellas.

Otra función básica de las esencias en la planta es la de protegerla contra los depredadores. Dentro de la planta, las esencias son separadas de los tejidos de la planta, debido a que ellas pueden ser tóxicos para estos. El aceite de pino, por ejemplo, daña el tejido de la planta, incluso en una disolución de 1 a 50.000 partes.

El vigor del aceite mantiene alejados a los depredadores, ya que este puede quemar la boca de un animal que intente comerse la planta. En la región mediterránea, las cabras, conocidas por comerse casi todo, no tocan las hierbas picantes tales como tomillo y mejorana silvestres. El sándalo es impermeable a las termitas; el cedro y los árboles de madera roja también son altamente resistentes a varias pestes de insectos.

Otra forma en que las esencias protegen a sus plantas es reduciendo la deshidratación. La evaporación de los aceites de las hojas aparece para inhibir la transpiración del vapor de agua. De forma interesante, las plantas que contienen el más alto porcentaje de aceites esenciales se encuentran generalmente en las partes cálidas y soleadas del mundo. ¿Una adaptación ambiental? Quizás.

La química de los aceites esenciales

La composición química de un aceite esencial es lo que produce su aroma particular y sus efectos biológicos. Aunque los químicos han aislado e identificado muchos de los complejos compuestos encontrados en las esencias, Valnet[4] anota que los aceites esenciales poseen más compuestos de que los químicos de todo el mundo podrían analizar en mil años. Valnet dice también:

> Se ha encontrado que la esencia natural completa es más activa que su constituyente principal. Además, esos constituyentes que forman un porcentaje más pequeño del todo, son más activos que los de su constituyente principal. A comienzos del año 1904, Cuthbert Hall demostró que las propiedades antisépticas de la esencia de eucalipto eran más poderosas que las de su constituyente principal, el eucaliptol.

Este es un punto importante, ya que esto significa que la síntesis de un aceite al utilizar sus constituyentes principales, o al extraer un constituyente principal, nunca puede producir resultados tan efectivos como los obtenidos al utilizar todo el aceite natural. Algunas plantas producen aceites que contienen un compuesto que puede causar efectos laterales indeseables, pero otras sustancias de la esencia los compensan.

Hoffman[5] cita el ácido salicílico. Este compuesto, comúnmente conocido como aspirina, se encuentra en los aceites de pirola y de abedul. Utilizado solo, puede causar hemorragia estomacal, pero algunas plantas que lo contienen junto con otros compuestos puede detener el sangrado estomacal. Hoffman anota que la hierba ulmaria tiene esta propiedad.

Los constituyentes químicos principales y sus formas de acción se relacionan en seguida, con ejemplos de aceites que contienen altos porcentajes del compuesto.

Acidos: Estos son principalmente antisépticos. La pirola contiene ácido salicílico y el benjuí tiene un alto contenido de ácido benzoico.

Alcoholes: El linalol y el terpinol son comunes. Son germicidas de baja toxicidad, lo cual es importante en el uso continuado. Los aceites con alto contenido de alcohol son utilizados frecuentemente en las preparaciones para el cuidado de la piel. Son energizantes, tonificantes, desodorizantes y antisépticos y tienen algunos de los aromas a fruta más placenteros. Algunos ejemplos son bergamota, lavanda y geranio.

Adehídos: Estos tienden a ser calmantes y anti-inflamatorios. Se encuentran en abundancia en las grasas. Algunos ejemplos son el toronjil limón (melisa), la verbena limón y el pasto limón.

Cetonas o ketonas: Las cetonas facilitan la secreción de mucosidad y estimula también el crecimiento de nuevas células de la piel. Pueden ser tóxicas, así que debe tenerse cuidado en su uso continuado. Dos cetonas comúnmente encontradas en los aceites son carvone (eneldo) y verbenon (romero). El eucalipto, el hisopo y el romero tienen un alto contenido de cetona.

Esteres: Estos son tranquilizantes, calmantes y fungicidas. Son eléctricamente neutros, equilibrados y tienden a un color verdoso. La lavanda tiene un alto contenido de éster, así como el benjuí, el geranio y el neroli.

Fenoles: Los fenoles tienen las más fuertes cualidades antisépticas encontradas en los aceites esenciales. Son irritantes, calientes y muy estimulantes. Su uso prolongado puede producir alguna toxicidad del hígado. Eugenol, tymol y carvacrol son fenoles que se encuentran comúnmente en los aceites. El clavo, orégano y tomillo tienen un alto contenido de fenol.

Terpenos: Estos tienden a ser antibióticos por naturaleza. Son estimulantes e irritan la piel y tienen la reputación de ser efectivos antisépticos en forma de vapor contra *Meningococos, Estafilococos* y el *Bacilo del tifo.* Valnes cita la investigación que demuestra que los aceites de limón y de tomillo parecen ser los más efectivos. El pino contiene un alto porcentaje del terpeno pineno.

Los aceites que han sido clasificados de acuerdo a sus perfiles químicos únicos, son llamados quimotipos. Diferentes especies del mismo género de planta, o incluso plantas de la misma especie, cultivadas en diferentes ambientes, pueden tener composiciones químicas muy diferentes y quimotípicamente capacita al terapista para escoger exactamente el efecto de tratamiento deseado.

Los aceites de tomillo, romero, árbol de té y eucalipto, han sido extensamente quimotipados. El eucalyptus radiata tiene pocos compuestos cetónicos; de otro lado, el eucalyptus globulus tiene más cetonas, siendo así más tóxico y por lo tanto debe ser más diluído que otros quimotipos de eucaliptos. El tomillo puede ser tomillo con tymol, o tomillo con linalol, siendo éste último más suave. Los tres quimotipos de romero actuan sobre diferentes partes del cuerpo. El tipo borneol es un buen estimulante general, el tipo cineola es un buen antiséptico pulmonar y el tipo verbenon es más específico para el hígado y la vesícula biliar. Todos ellos comparten las características generales del romero. Para información detallada acerca de los veinte cuatro aceites esenciales, ver el apéndice.

Notas de pie

1. Francômme, P. *Phytoguide No. 1: Aromatherapy, Advanced Therapy for Infectious Illnesses.* La Courtete, Francia: International Phytomedical Foundation, 1985.

2. Morris, E. *Fragrance.* Greenwich: E. T. Morris & Co., 1984.

3. Valnet, J. *The Practice of Aromatherapy.* Saffron Walden, Inglaterra: C. W. Daniel, 1980.

4. Hoffman, D. *The Holistic Herbal.* Forris, Escocia: The Findham Press, 1983.

La sinfonía aromática

La mezcla de aceites es una de las actividades más excitantes y creativas de la aromaterapia; también es una de las más importantes debido a que preparar las mezclas terapéuticas individuales es la base del trabajo de un aromaterapista. Una vez se tiene un completo conocimiento de los aceites, las mezclas empiezan a darse naturalmente, pero también se necesita tener algún conocimiento de los dos tipos principales de mezclas: estética y terapéutica.

Mezcla estética

La perfumería es el antiguo arte de mezclar esencias para producir una calidad particular de esencia. Esto incluye el entendimiento de los diferentes tipos de esencias, de cómo trabajan juntas y la capacidad de producir un perfume que es más que la suma de sus partes.

La calidad de la esencia es importante en la aromaterapia, debido a que es necesario producir una mezcla que sea agradable para la persona que la usa. ¡Poco beneficio se puede obtener de algo que desagrada a la nariz! También sabemos que las sustancias aromáticas pueden tener fuertes efectos psicológicos. Estos pueden ser relajantes, inspiradores, refrescantes, antidepresivos, incitantes, etc. Toda la industria del perfume está basada en esto. Los perfumeros han desarrollado un completo vocabulario para describir las esencias y sus cualidades. Podemos utilizar estas ideas para ayudar a nuestro entendimiento y para incrementar nuestra apreciación de este mágico y fugaz reino.

A continuación se mencionan las principales categorías para clasificar las esencias en la perfumería y los aceites esenciales correspondientes.

Florales: Jazmín, neroli, rosa, manzanilla (no utilizada en perfumería), ylang-ylang y lavanda.

Notas verdes: Estas son creadas para reproducir la esencia de una hoja verde triturada. Se utiliza pino, menta, mejorana, romero, albahaca y otros aceites herbales. Algunas veces la lavanda se utiliza como un puente entre las florales y las notas verdes.

Cítrica: Limón, naranja, mandarina, toronja y bergamota. Algunas veces se utiliza el neroli y petitgrain.

Oriental: Estos son los perfumes fogosos y pesados, los cuales incluyen especias (canela y clavo), resinas (incienso) y maderas (sándalo y madera de cedro).

Chrypre: Estos son perfumes suaves, cálidos y de olor dulce, que incluyen cosas como el ládano de goma, musgo de roble y bergamota.

Aldehídico: Muy popular en la perfumería moderna. Tienen muchas notas superiores y son enérgicos. El pasto limón y la melisa son algunos ejemplos.

Esencias de cuero o animales: No son utilizadas en aromaterapia; en perfumería están representadas por la civeta, almizcle, ámbar gris y alquitrán de abedul.

La "tenacidad" es la capacidad de una fragancia para permanecer un largo tiempo. Para prolongar la tenacidad de una fragancia se utilizan fijadores con un alto peso molecular. En aromaterapia se utilizaría un aceite esencial pesado, tal como el sándalo, pachulí o mirra para fijar una mezcla.

El cuerpo de un perfume significa el equilibrio entre las notas superiores, las notas intermedias y las notas base. Un perfume que no esté bien equilibrado, será percibido como "delgado", por lo que es importante una mezcla balanceada. Al mezclar un perfume comercial, se desea crear un sinfonía de esencia, la cual tiene muchos tonos y capas que se despliegan de manera interesante con el tiempo. Cuando se usa un perfume, probablemente se habrá notado que la esencia es muy diferente dos horas después de su aplicación. Se olerán las notas superiores primero, luego las intermedias y las base, aunque un buen perfume será más sutil y habrán capas sobre capas. Además, el perfume interactúa con la química de su cuerpo y por lo tanto su olor será diferente en diferentes personas.

Crear un gran perfume es tanto como crear una obra de arte. Las esencias son utilizadas así como un pintor utiliza sus colores y la inspiración puede provenir de diferentes fuentes. Se dice que Henri Robert, un maestro perfumero de la casa de Chanel, mantenía un diario de percepciones de fragancias que él había observado durante sus viajes alrededor del mundo.

La dedicación de los maestros perfumeros a su arte, los lleva a trabajar con diseñadores igualmente excelentes para crear exactamente los paquetes correctos para sus creaciones y los nombres se escogen, casi como un himno, para encapsular el espíritu del perfume. Esto enfatiza el punto de que ciertos olores nos pueden crear realidades en las que no necesariamente entraríamos de cualquier otra forma.

Las grandes narices del mundo pueden detectar cualquiera de los miles de ingredientes sintéticos y naturales utilizados ahora en perfumes, lo cual demuestra que el sentido del olfato puede mejorarse significativamente con el entrenamiento y el uso. A medida que se trabaja con los aceites esenciales se descubre un aumento en la sensibilidad hacia el ambiente, no solamente en el sentido olfatorio, sino visual, táctil y estético. Creo que esto sucede porque estas sustancias son muy puras y tienen cualidades etéreas.

Una consecuencia de esto es que, cuando caminamos por la calle, percibimos las esencias y los hábitos de vida de todos los que pasan: la persona que ha comido ajo al desayuno, el que no se ha bañado durante varios días, los cigarrillos que otra persona fumó la noche anterior o el perfume en el cuello de ese hombre de negocios perfectamente respetable. ¡Esto puede convertir un simple viaje de compras en una experiencia bastante traumática!

Aquí se debe hacer una nota de precaución. Muchas de las esencias utilizadas en perfumería son sintéticas. Por ejemplo, cualquier cosa vendida como aceite esencial de madreselva, lirio de los valles, clavel o junquillo, muy probablemente es sintética, debido a que el aceite extraído de estas plantas es tan escaso, que el aceite puro sería prohibitivamente costoso. La pureza de la esencia no es tan importante en perfumería, siempre que la esencia sea lo que el diseñador desea. Debo enfatizar que tales sintéticos no tienen valor terapéutico y tampoco un lugar en la aromaterapia.

La siguiente es una lista de algunos de los perfumes clásicos de cada una de las categorías principales:

Floral: Joy de Paton, 1935.

Verde: Chanel # 19 de Chanel, 1971.

Aldehídos: Arpege de Lanvin, 1927.

Chypre: Miss Dior de Dior, 1947.

Oriental: Opium de Yves St. Laurent, 1952.

Los siguientes son algunos de los más grandes perfumes para hombres:

Cuero: Cuir de Russie de Chanel, 1924.

Fougere: Brut de Faberge, 1964.

Oriental: Old Spice.

Mezcla terapéutica

Sabemos que, cuando mezclamos aceites esenciales, estos forman un compuesto molecular que no se puede separar nuevamente. Así, al mezclar estamos creando una sustancia completamente nueva, cuyas propiedades son más que la suma de sus partes.

Aunque estemos mezclando para propósitos terapéuticos, es buena idea utilizar algunas de las leyes de la perfumería para crear una mezcla balanceada. También debemos tratar de asegurar que los aceites que estamos utilizando se puedan mezclar y que trabajarán juntos armoniosamente.

Algunos aceites esenciales tienen un olor muy fuerte, como por ejemplo, el eucalipto y la menta, así que podemos decidir utilizar menos de estos para hacer la mezcla más aceptable para la nariz de un cliente. La lavanda es uno de los aceites menos intensos y a menudo lo agregamos a una mezcla para mantenerla unida o para suavizar los aceites dominantes.

Otra consideración al mezclar es que algunos aceites pueden ser de un solo tipo; esto es, pueden ser muy dulces o agridulces. El Ylang-ylang es repugnantemente dulce para muchas personas, y a menudo es mezclado con aceites cítricos para cortar la dulzura. La bergamota se mezcla bien con este. El jazmín es otro aceite de olor dulce. El limón es muy agridulce y algunos mezcladores le añaden lavanda para suavizarlo. Las preferencias personales juegan un gran papel, pero se puede agregar una o dos gotas de otro aceite para hacer más aceptable la mezcla, independientemente de los factores terapéuticos.

Mezclar de acuerdo a la familia de plantas es una buena forma de crear mezclas armoniosas. Se pueden mezclar flores o árboles, cítricos o maderas, todos juntos y saber que no van a desentonar. Algunos ejemplos de mezclas de flores pueden ser jazmín y geranio, o lavanda y neroli. Algunos mezcladores asignan colores a los aceites de acuerdo a sus interpretaciones subjetivas de sus propiedades; esta mezcla por colores puede ser un ejercicio interesante. Por ejemplo se podría citar canela café rojizo y ylang-ylang anaranjado y esta podría ser una bonita mezcla. Se puede ensayar con colores complementarios y colores opuestos. Los colores pueden dar una sensación de las calidades de una mezcla.

Se podría pensar en los colores como uno de los cuatros elementos, Fuego, Tierra, Aire y Agua. Si decidió que un cliente necesitaba estar en contacto con sus emociones y que necesitaba "fundamentación", podría hacer una mezcla de aceites de tierra y de agua. Culpeper[1] designó los planetas como regidores de ciertas plantas; estos podrían utilizarse como mezclas astrológicas. Meditar con los aceites y escribir los sentimientos acerca de ellos, es una buena forma de aprender sobre sus cualidades energizantes.

Algunos escritores clasifican los aceites como femeninos o masculinos. Los aceites femeninos pueden ser considerados como sedantes y los aceites masculinos, como estimulantes. Estas son clasificaciones fundamentales en la aromaterapia y un buen punto de partida cuando se piensa en las propiedades requeridas en una mezcla particular.

Una vez se tiene una sensación de los aceites, la mezcla se convierte en una experiencia creativa y utilizar diferentes formas de clasificación de los aceites y mezclarlos, es una buena forma de aprender la esencia de cada uno y cómo trabajan juntos. Una excelente idea es llevar un libro de apuntes de mezclas. Anote los ingredientes, las proporciones, si el olor era agradable, los efectos, si lo usaría otra vez, para que se utilizó y cuál fué la respuesta, etc.

Debemos hacer nuestras mezclas teniendo en cuenta que los aceites esenciales actúan sobre los niveles físicos, emocionales y psicológicos. Una buena mezcla se adaptará a un cliente como un guante y trabajará equilibrando la mente y el cuerpo. M. Maury[2] escribió:

> Es extraño descubrir la similitud entre la impresión producida por la composición del perfume y la que ofrece la persona viviente. Casi invariablemente, el olor, y sobre todo la fragancia de la P.I., expresa y casi que describe a la persona rasgo por rasgo: alegre o triste, encantador o amargado. La impresión, la sensación sugerida por el perfume, son exactamente las mismas que aquellas sentidas en contacto con la persona.

La "P.I." (prescripción individual) se refiere al hecho de que el verdadero arte de la aromaterapia reposa en la creación de la mezcla terapéutica perfecta para cada persona individual. Las mezclas generales, tales como una mezcla aliviante del estrés o relajante, trabajan en virtud de las propiedades de los aceites esenciales utilizados, pero una mezcla que se adapte a la personalidad y a la fisiología de la persona para la cual fué creada, trabajará mucho mejor.

Un buen ejemplo es una mezcla para el dolor de cabeza. Hay muchas clases de dolores de cabeza, con diferentes causas fundamentales. Digamos que la señora Smith tiene un dolor de cabeza debido al estrés. ¿Por qué está ella estresada? ¿Es su trabajo? ¿Es porque ella es estricta consigo misma y exige perfección? O quizás su esposo acaba de morir y ella tiene que encargarse de los detalles de su entierro, así como de su aflicción. ¿Cómo se manifiesta el dolor de cabeza? ¿Es una tensión detrás de su cuello? ¿Es migraña? ¿Hay problemas digestivos o del hígado asociados con éste? Podríamos utilizar un aceite esencial diferente para cada una de estas posibilidades; para la nueva viuda, podríamos agregar rosa para tratar la causa básica de su estrés: el duelo.

Uno se podría preguntar cómo crear una mezcla apropiada para esta mujer. Una forma es hacer tres listas: consideraciones emocionales, psicológicas y físicas importantes. Escoja de cada lista, dos o tres puntos de los más inmediatos, luego aparee aceites esenciales a cada punto.

Asuntos emocionales

Aflicción: Rosa
Rabia: Rosa
Pánico: Neroli

Asuntos psicológicos

No se puede concentrar: Romero
Se siente muy dristraído: Vetiver
Las preocupaciones lo trasnochan: Lavanda

Asuntos físicos

Sistema digestivo descompuesto: Manzanilla
Dolores de cabeza: Lavanda
Siente frío todo el tiempo: Jengibre

Aunque se pueden utilizar otros aceites para cada asunto, los mostrados ilustran el proceso. Entonces tenemos una mezcla de rosa, neroli, romero, vetiver, lavanda, manzanilla y jengibre.

Es mejor no poner más de tres o cuatro aceites en una mezcla, así que en este caso yo haría dos mezclas. En la primera, una mezcla estimulante y dirigida, pondría romero, vetiver y jengibre. Esta sería buena para utilizar en la mañana para ayudarle a pensar de forma correcta y a tratar los problemas prácticos que enfrenta. La segunda mezcla, con rosa, manzanilla, neroli y lavanda se utilizaría en la noche para ayudarle a tratar las emociones que surgen en las solitarias noches sin su esposo, y para ayudarla a dormir.

Shirley Price[3] tiene un buen grupo de tablas, las cuales pueden ser de gran ayuda para seleccionar los aceites apropiados para cada problema. La consulta personal es absolutamente necesaria para determinar la situación que está tratando. La reflexología u otro método de diagnóstico puede ser útil al decidir cuáles aceites utilizar en el nivel físico. Naturalmente, se debe cambiar la mezcla a medida que la situación del cliente cambia.

Siempre se debe estar consciente de cualquier contraindicación al formular las mezclas, y asegurarse de pedirle al cliente que huela primero la mezcla antes de usarla en un masaje o de ofrecerla como una mezcla para baño. Si a él o a ella no le gusta el olor, trate de sustituir otro aceite; generalmente hay muchos que se pueden utilizar. Sin embargo, si no se puede utilizar un sustituto, no se debe utilizar la sustancia desagradable. Confíe siempre en la propia voz interior de la persona.

Yo trabajo como aromaterapista y terapista de masajes en una oficina local de un quiropráctico. La asistente del quiropráctico ha desarrollado un juego para oler las mezclas hechas para cada cliente y ha empezado a asociar diferentes mezclas con clientes individuales, de acuerdo con la "sensación" de la mezcla.

Algunas veces, ella cree que una mezcla particular huele horrible, pero al cliente le encanta, precisamente porque es justo la que el o ella necesita en ese momento. Esto demuestra lo subjetivo que es el hecho de mezclar. Recuerde, no se necesita gustar de las mezclas que se crean para otros, con tal que le gusten a ellos. Cuando se necesita, ¡incluso el ajo puede oler mejor que las rosas!

Para determinar la proporción de cada aceite en la mezcla, ordene su lista de síntomas por importancia y ajuste la cantidad de cada aceite consecuentemente, sin olvidar el número total de gotas apropiado para el tipo de tratamiento que está llevando a cabo. Por ejemplo, si está preparando una mezcla de masaje al tres por ciento y está utilizando una onza de aceite portador, su total de aceites esenciales es de 18 gotas. Así, la mezcla de la mañana de la señora Smith podría tener ocho gotas de romero, seis de vetiver y cuatro de jengibre. Cuando se utiliza un aceite caliente como el jengibre, yo no pondría más de tres o cuatro gotas en una mezcla.

Si todo esto parece muy complicado hasta aquí, no se desespere. Con la experiencia y amor a los aceites, desarrollará un instinto para las mezclas y encontrará una excitante aventura de descubrimiento al crear y experimentar con nuevas mezclas.

Notas de pie

1. Culpeper, N. *Culpeper's Complete Herbal*. Londres: W. Foulsham & Co.

2. Maury, M. *Marguerite Maury's Guide to Aromatherapy: The Secret of Life and Youth*. Saffron Walden, Inglaterra: C.W. Daniel, 1989.

3. Price, S. *Practical Aromatherapy: How to Use Essential Oils to Restore Vitality*. Wellingborough, Inglaterra: Thorsons, 1987.

4

Aromática aplicada

Una de las cosas más importantes para obtener el total beneficio de sus propiedades, es cómo usar los aceites esenciales correctamente. Escoger el método correcto, saber las diluciones correctas y estar consciente de las posibles contraindicaciones de los aceites específicos, asegurará su uso responsable. Como se mencionó anteriormente, los aceites puros son sustancias altamente concentradas. Trátelos con respeto y la magia que ellos pueden realizar lo sorprenderán.

Baños

Uno de los métodos más comunes de uso es en el baño. Esto suena simple, pero de hecho es un método muy efectivo, debido a que el aceite puede actuar de dos formas: penetrando en la piel y por inhalación, ya que el agua tibia causa la evaporación y la creación de una nube aromática en el cuarto de baño (siempre y cuando la puerta esté cerrada). Sabemos que la inhalación puede lograr cambios en el humor, actuar en nuestro sistema respiratorio y permitir que el aceite penetre en la corriente sanguínea a través de los pulmones.

Aunque el método primario de aplicación en la aromaterapia holística es el masaje, los baños pueden ser una excelente forma de utilizar los aceites cuando alguien no puede ser masajeado o que se resiste a ello. El agua siempre ha sido utilizada como un medio de curación y su combinación con los aceites parece crear una tercera fuerza. La tibieza también es muy relajante y confortante. ¿Qué puede ser más terapéutico que un baño perfumado? Sin embargo, no utilice un baño de burbujas, esencias sintéticas ni jabón en un baño de aromaterapia; solamente los aceites esenciales.

Los baños completos, de asiento, de los pies y de las manos, todos pueden ser efectivos. Los baños de pies se pueden efectuar para tratar resfriados, dolores de cabeza, migrañas, enfermedades de las piernas, venas varicosas y problemas menstruales. Son reconstituyentes en casos extremos de fatiga. El herbalista francés Maurice Messigue utilizaba ampliamente baños de pies y de manos en sus tratamientos. Estos eran sus métodos favoritos y él creía que eran muy efectivos debido a que las manos y los pies son las partes más receptivas del cuerpo. Esto no es sorprendente si recordamos que los meridianos del cuerpo terminan allí y que, de acuerdo a la reflexología, las manos y los pies tienen áreas de reflejos que se relacionan con todo el cuerpo.

Para un baño completo, dése un baño, cierre la llave y luego agregue las esencias. Si las agrega mientras el agua está corriendo, ¡se evaporarán rápidamente y su cielo raso será el beneficiado! La dosis estándar para un baño completo es de seis a ocho gotas de aceite esencial. Para un baño de pies o de manos, use de dos a tres gotas. Con aceites cítricos tales como limón, aceites de especias tales como canela y menta, no utilice más de tres gotas, ya que puede "quemarse" la piel con estos aceites. Si utiliza demasiado y se quema (cuya sensación es como de espinas) o si se presenta una erupción, salga inmediatamente del baño y aplíquese jojoba o algún otro aceite vegetal. El aceite vegetal diluirá el aceite esencial. Como los aceites esenciales no son solubles en agua, no se pueden lavar con agua.

Un buen ejemplo de una "quemadura" es la siguiente experiencia que tuvimos con aceite de canela. Aunque generalmente tengo mucho cuidado de no dejar aceites esenciales por toda la casa, siempre existe la posibilidad de cometer algún error. Mi esposo entró en la bañera y accidentalmente golpeó una botella de aceite de canela sobre su espalda. El aceite se derramó directamente sobre su piel y le dejó una marca roja de quemadura de casi tres pulgadas de larga en la parte baja de su espalda. Esta permaneció por varios meses y fué una causa de gran vergüenza para mí, ¡la aromaterapista profesional!

Messigue sugiere tomar baños de pies por la mañana con el estómago vacío, si se utilizan como un método de tratamiento. El cree que estos no deben durar más de ocho minutos. Los baños de manos deben tomarse al anochecer antes de comer y también deben limitarse a ocho minutos. Ambos tipos de baños deben ser lo más calientes posible.

He aquí algunas recetas para baños terapéuticos:

Baño estimulante matutino

Menta, 2 gotas
Romero, 4 gotas
Junípero, 2 gotas

Baño nocturno calmante

Lavanda, 4 gotas
Mejorana, 4 gotas

Baño estimulante calentador

Jengibre, 2 gotas
Romero, 4 gotas
Lavanda, 2 gotas

Baño refrescante de verano

Menta, 2 gotas
Eucalipto, 4 gotas
Limón, 2 gotas

Baño desintoxicante limpiador
Limón, 2 gotas
Junípero, 4 gotas
Geranio, 2 gotas

Baño afrodisiaco
Vetiver, 3 gotas
Ylang-ylang, 3 gotas
Naranja mandarina, 2 gotas

Baño para dolores musculares
Mejorana, 3 gotas
Salvia silvestre, 3 gotas
Romero, 2 gotas

Baño para dolores menstruales
Salvia silvestre, 4 gotas
Menta, 1 gota
Junípero, 3 gotas
(Puede ser usado como baño de asiento con
la mitad de la dosis de las gotas.)

Baño para pies cansados
Lavanda, 1 gota
Menta, 1 gota
Ciprés, 1 gota

Baño de pies para venas varicosas
Ciprés, 2 gotas
Limón, 1 gota

Baño de asiento para la cistitis
Bergamota, 2 gotas
Sándalo, 1 gota
Junípero, 1 gota

Masaje

El masaje es el método de aplicación de los aceites esenciales en la aromaterapia holística. En el capítulo ocho se discutirán todos los beneficios del masaje de aromaterapia y se explicará cómo los aceites penetran la piel y son absorbidos en la corriente sanguínea y en el sistema linfático.

El tipo de masaje aplicado generalmente es suave y relajante y utiliza los diferentes sistemas de energía del cuerpo. Las técnicas percusivas del masaje sueco o trabajo de tejido profundo, no son adecuadas para la aromaterapia, debido a que son muy intensas y estimulantes cuando se aplican utilizando los aceites esenciales. Si no se es un terapista del masaje, se puede trabajar solamente con los aceites en la piel en un movimiento rítmico suave. Las esencias también se pueden utilizar muy efectivamente en la reflexología. Se pueden escoger diferentes aceites que correspondan a las diferentes áreas del pie.

Madame Maury fué la principal responsable de introducir el masaje como el método principal de trabajar los aceites esenciales en el cuerpo. Ella tenía dudas sobre su uso interno sin la supervisión de un médico y se dió a la tarea de encontrar otra forma. En su libro[1], ella establece:

> Si pudiéramos hacer que la materia odorífera penetrara directamente a través de la piel en los espacios celulares extra y de esta manera en los líquidos orgánicos en los cuales se bañan las células; si pudiéramos difundir esta materia fluída en un tiempo razonable a un ritmo razonable, sería posible establecer un nuevo tratamiento y encontrar una nueva forma.

Nunca aplique los aceites esenciales puros en la piel. Estos deben ser diluidos en un aceite portador adecuado. Para los masajes de aromaterapia, usualmente utilizamos una dilución de aceite esencial de uno y medio a tres por ciento. Algunas veces, para los ancianos, las mujeres embarazadas y la gente muy sensible, utilizamos una dilución de medio a uno por ciento. No trate de exceder esto, ya que no es necesariamente mejor. He encontrado que algunas veces las diluciones más débiles son incluso más efectivas. En general, es mejor empezar con una mezcla más débil y aumentarla a su manera a medida que conoce a su cliente y la forma como el o ella responde a los aceites.

Para preparar una dilución en un porcentaje, cinco mililitros (ml) de aceite portador equivale a 100 gotas, así que para obtener una dilución de n por ciento, simplemente agregue n gotas de aceite esencial a cinco ml de aceite portador. Por ejemplo, una gota/cinco ml hará una dilución del uno por cient, dos gotas/5 ml, dos por ciento, y tres gotas/5 ml, tres por ciento. Para los lectores que están más familiarizados con las onzas, para preparar una dilución del 3% se agregarían 18 gotas de aceite esencial a una onza de aceite portador. (Una onza equivale a 30 ml.)

No utilice lanolina o aceites portadores minerales. La lanolina cubre la piel, dificultando la penetración de los aceites esenciales y algunas personas son alérgicas a esta. El aceite mineral es un producto a base de petróleo y puede causar la deshidratación de la piel y la obstrucción de los poros.

Utilice siempre un aceite vegetal, comprimido en frío si es posible, como un portador. Una buena mezcla para aromaterapia no debe tener otros aditivos. Una vez mezclado, su aceite para el masaje debe tener una vida útil de seis meses aproximadamente. Si se desea conservar por más tiempo, se debe agregar aceite de gérmen de trigo, el cual es antioxidante.

A continuación se nombran algunos aceites portadores apropiados:

Almendra: Emoliente y nutritivo.

Almendra de albaricoque: Buen aceite facial; buen absorbente.

Almendra de melocotón: Buen aceite facial; buen absorbente.

Aguacate: Nutriente para piel seca y madura; ayuda a la penetración.

Jojoba: Lo más cercano a la grasa natural de la piel; fina textura.

Semilla de uva: Ligero, de fina textura; excelente aceite para masaje para todo propósito.

Gérmen de trigo: Rico en vitamina E; nutritivo y reductor de cicatrices.

Las siguientes son algunas recetas de aceites para masajes. La cantidad de aceite esencial dado es por una onza de aceite portador.

Estimulante

Junípero, 4 gotas
Jengibre, 2 gotas
Romero, 8 gotas
Menta, 2 gotas

Dolores y molestias musculares

Mejorana, 6 gotas
Lavanda, 6 gotas
Romero, 6 gotas

Sedante

Sándalo, 4 gotas
Lavanda, 8 gotas
Salvia silvestre, 6 gotas

Idealmente, las mezclas para la aromaterapia se deben combinar individualmente en el momento de su uso. Un buen terapista lo haría, debido a que el estado anímico y las circunstancias del cliente cambian cada día. Si compone una onza de una vez, tendrá suficiente para utilizar en el masaje y el restante se le puede dar al usuario para uso casero.

Un beneficio de enviar los clientes a casa con sus botellitas con los aceites marcados en la etiqueta, es que ellos los continuan utilizando en casa y comienzan a asociar los beneficios particulares con aceites en particular. Por ejemplo, una de mis clientas solicita el naranja cuando se siente amargada y necesita algo de gozo en su vida.

Para una persona saludable con un cuerpo relativamente libre de toxinas, los aceites necesitan de tres a seis horas para penetrar completamente en el cuerpo. Los clientes obesos o aquellos con un sistema congestionado, pueden requerir más de 24 horas para la penetración total. De ser posible, es mejor que el cliente no se bañe durante las 24 horas después de un masaje de aromaterapia.

Inhalación

La inhalación de vapor es una buena manera de tratar los problemas respiratorios y de la piel y también es útil para alterar los estados de ánimo o estados emocionales. El método consiste en agregar unas pocas gotas de aceites esenciales en un tazón de agua caliente; después, cubrir la cabeza con una toalla e inhalar los vapores aromáticos durante uno o diez minutos. Dése cuenta que este no es un buen método si se tienen capilares rotos en la cara.

Para las personas asmáticas, un mejor método es esparcir una gota de aceite diluído en la palma de la mano, frotar las manos vigorosamente para crear calor y después ahuecar las manos y ponerlas sobre la cara. Este método seco de inhalación también es bueno para una reanimación rápida o si se está en algún lugar en donde es imposible la inhalación húmeda.

Generalmente, dos o tres gotas de aceite esencial son suficientes para una inhalación. Tenga cuidado con los aceites de menta, de especias y los cítricos; estos son fuertes y pueden quemar la piel y los ojos. Una o dos gotas son suficientes.

La inhalación es una forma simple y efectiva de utilizar los aceites esenciales. Madame Maury describió el efecto de la inhalación en una mujer con la cara hinchada y la piel congestionada:

> El efecto se alcanzó en unos pocos minutos. La inflamación de su cara desapareció ante nuestros ojos. Esto fué sorprendente, uno podría decir que espectacular.[2]

Los efectos de la inhalación son rápidos, pero transitorios, así que es importante utilizarlos regularmente, dos o tres veces al dia y respaldarlos con otro método, tal como el masaje. Las inhalaciones son particularmente efectivas para el tratamiento de problemas de sinusitis rebelde.

Estas son algunas recetas para las inhalaciones:

Dolor de cabeza o migraña
Mejorana, 1 gota
Lavanda, 1 gota
Menta, 1 gota

Expectorante o antiséptico de los pulmones
Sándalo, 1 gota
Arbol de té, 1 gota
Benjuí, 1 gota

Resfriados de cabeza o sinusitis bloqueada
Eucalipto, 1 gota
Lavanda, 1 gota
Menta, 1 gota

(Asegúrese de tener bastantes pañuelos desechables a la mano; yo he visto que esas inhalaciones para la sinusitis inducen serios problemas de flujo nasal).

Vapor facial
Manzanilla, 2 gotas
Lavanda, 1 gota

Compresas

Las compresas son un método muy bueno y antiguo de aplicar los aceites esenciales en un área específica del cuerpo. Estas pueden ser calientes o frías, dependiendo de la situación. Las compresas calientes pueden ser tan calientes como se puedan soportar y para las frías se colocan cubos de hielo en el agua. Las compresas calientes generalmente son utilizadas para reducir dolores musculares y reumáticos, para extraer furúnculos y astillas, para aliviar calambres menstruales, dolores de oído, dolores de muela, etc. Las compresas frías son buenas para los esguinces, inflamaciones, dolores de cabeza y para reducir la fiebre. Alternar compresas calientes y frías ayuda a agilizar la curación de tirones en los músculos y de los ligamentos forzados.

Las compresas también se pueden utilizar para ayudar a la absorción del aceite esencial aplicado con masaje en el área del cuerpo que necesita el tratamiento. Por ejemplo, se podría aplicar un frote expectorante en el pecho y luego una compresa. Se pueden utilizar vendajes para ayudar a mantener una compresa en su lugar para un tratamiento durante la noche. Esto funciona, ya que las esencias son absorbidas por la piel, incluso cuando cambia la temperatura de la compresa.

Para preparar una compresa, añada unas seis gotas de aceite esencial a una pinta de agua, aproximadamente. Coloque el material utilizado para la compresa dentro del agua, exprímalo y aplíquelo en el área que va a ser tratada. Para aumentar la efectividad, se puede utilizar una infusión herbal de la misma planta en lugar de agua.

Uso interno de los aceites esenciales

Esta es un área de mucha controversia. El servicio médico francés permite la prescripción de esencias para uso interno, casi en la misma forma en que un médico en este país prescribiría antibióticos. Estos son medicamentos preparados cuidadosamente, generalmente en forma de cápsula y son formulados para que su ingestión sea segura.

Tomar aceites puros en té, agua o miel *no* es una buena idea. Existe una posibilidad real de irritar el revestimiento del estómago si se utiliza incorrectamente o en exceso. Aunque algunos escritores sugieren este uso, la International Federation of Aromatherapists (Federación Internacional de Aromaterapistas) y la International Society of Professional Aromatherapists (Sociedad Internacional de Aromaterapistas Profesionales) en Inglaterra , han aconsejado vehementemente en contra de esto, a menos que se haga bajo la supervisión de un doctor en medicina, como se practica en Francia. La absorción cutánea de los aceites es igualmente efectiva y mucho más segura.

Para citar a Madame Maury, quien es bioquímica, "...La responsabilidad de administrarlos internamente no podría ser tomada si no es por un doctor competente."[3] Recuerde que tan sólo 15 ml de cualquier aceite esencial, tomado internamente, puede ser fatal, especialmente de pirola y de poleo. Si una persona ingiere accidentalmente una cantidad de aceite esencial, debe dársele a beber una gran cantidad de leche con toda la grasa y hacer que reciba atención médica inmediata.

Quemadores y difusores (pebeteros)

La fumigación probablemente fué el primer método de utilizar materiales aromáticos y ha sido usado por miles de años en las ceremonias religiosas y de purificación de muchas culturas. Como se anotó en el capítulo uno, también se utilizaba para purificar el aire durante el tiempo de la peste.

La vaporización de la esencia es mucho más limpiadora, ya que no hay humo presente. Este método puede ser extremadamente efectivo para matar las bacterias aerotransmitidas, así como para alterar los estados de ánimo. Los rociadores de aire se pueden hacer agregando unas pocas gotas de aceite esencial a un poco de agua en una botella de rociar pequeña. Este es un maravilloso refrescante de aire no químico; unos pocos rociadores pueden transformar rápidamente la atmósfera en un cuarto.

Es posible comprar pequeños quemadores de velas, algo como el popurrí de quemadores ampliamente disponibles. Para utilizar el quemador, simplemente añada agua al pequeño tazón de la parte de arriba y rocíe alrededor de seis gotas de aceite esencial en el agua. La vela de la parte inferior calienta el agua y el aceite se evapora.

Los difusores son diseñados para bombear a alta presión, diminutas gotitas de aceite esencial en el aire. El aceite no es calentado; el aire es el propelente y en el proceso se producen pequeñas cantidades de ozono. Esto también tiene un efecto vigorizante.

Estas son algunas recetas de aire aromático:

Mezcla calmante

Lavanda, 4 gotas
Petitgrain, 2 gotas

Mezcla antiséptica

Pino, 2 gotas
Eucalipto, 2 gotas
Naranja, 2 gotas

Mezcla reanimante del cerebro

Albahaca, 2 gotas
Romero, 2 gotas
Menta, 2 gotas

Mezcla respiratoria
Romero, 2 gotas
Arbol de té, 2 gotas
Lavanda, 2 gotas

Mezcla para la meditación
Incienso, 2 gotas
Sándalo, 2 gotas
Madera de cedro, 2 gotas

Hemos visto que existen muchas formas de utilizar los aceites esenciales y que combinando dos o más, se puede crear una sorprendente variedad de tratamientos individuales. De hecho, es posible crear un ambiente completamente aromático, tanto dentro como fuera del cuerpo. Esta versatilidad de aplicaciones es lo que hace de la aromaterapia una herramienta terapéutica verdaderamente excitante.

Contraindicaciones

Maravillosos como son, los aceites esenciales pueden ser peligrosos. Algunos son tóxicos o irritantes para la piel y no deben ser usados regularmente. También, el uso poco apropiado de los aceites puede poner en riesgo a algunas personas.

Epilepsia

El hinojo, el hisopo, la salvia y el ajenjo (el hinojo no debe ser utilizado en absoluto en aromaterapia) no son seguros para las personas con epilepsia, debido a que ellos podrían causar un ataque. Sea muy cauteloso con el romero; úselo pero en muy pequeñas dosis.

Embarazo

La albahaca, la salvia silvestre, el hisopo, el junípero, la mejorana y la salvia no se deben utilizar durante el embarazo; estos podrían inducir un aborto o perjudicar el feto. Evite el ajenjo, la menta y el romero durante los tres primeros meses de embarazo y después utilícelo cautelosamente: una disolución del uno por ciento en masajes y solamente tres gotas en un baño. Estos aceites son emenagogos y su uso podría provocar un parto prematuro. ¡El poleo definitivamente no se debe usar! Este es un conocido abortivo y muchas mujeres han muerto tratando de inducir abortos con él.

Presión sanguínea alta

El romero, la salvia y el tomillo rojo aumentan la tensión arterial y no deben ser utilizados por personas con presión sanguínea alta. Yo también sería muy cauteloso con los aceites de especias altamente estimulantes.

Irritantes de la piel

La albahaca, el limón, el pasto limón, la verbena limón, la melisa, la menta, el tomillo, el árbol de té, la hoja de canela, el hinojo fragante, las agujas de abeto (siberiano), la semilla de perejil y la hoja de pimiento, pueden irritar la piel. Use solamente tres gotas en los baños y no lo utilice con alguien que tenga piel sensible o que tenga alguna tendencia hacia reacciones alérgicas. Si se utiliza en masajes, se debe diluir al uno o dos por ciento.

Fotosensibilización

La angélica, la bergamota, el comino, el limón, la naranja y la verbena, todos incrementan la sensibilidad de la piel a la luz ultravioleta; por lo tanto, se debe evitar su aplicación sobre la piel antes de exponerse a la luz del sol o a cualquier otra fuente de luz ultravioleta. Esto es especialmente cierto en áreas de grandes altitudes con luz solar brillante. La exposición después de aplicarse estos aceites, producirá grandes marcas rojas de quemaduras, las cuales pueden aparecer inclusive dos o tres días más tarde. Si se quiere utilizar estos aceites por sus efectos terapéuticos, se deben aplicar solamente en áreas del cuerpo que no vayan a ser expuestas.

Incluso con una luz del sol opaca, la bergamota puede causar quemaduras. Alguna vez escuché de alguien en Inglaterra, quien tuvo un masaje con bergamota y le aparecieron marcas de pigmentación unos pocos días después. ¡Esto es asombroso, ya que todos sabemos lo reacio que se muestra el sol para asomar su cara en Inglaterra!

Aceites tóxicos

Los siguientes no deben utilizarse en absoluto: corteza de canela, clavo, artemisa, orégano, poleo, tomillo salsero, ajenjo y pirola. La salvia, la semilla de anís, el aceite de botón de clavo y el hisopo no deben usarse, a menos que se trate de un terapista entrenado y experimentado.

Cuando se mezclan aceites para un cliente, es buena idea dejárselos oler. Si al usuario no le gusta el aroma, puede ser que no lo necesite en ese momento o que pueda ocurrir una reacción alérgica. Pocas personas son muy sensibles y no pueden tolerar estas poderosas sustancias. Si hay algún indicio de que esto ocurra, es mejor evitar su uso estando mezclados.

El uso de aceites en niños o en adultos débiles de edad avanzada, exige diluciones muy débiles (de medio a uno por ciento). En todas las personas, mantenga los aceites lejos de los ojos, ya que ellos pueden quemar la córnea. Si ocurre un contacto accidental con los ojos, lave el ojo inmediatamente con leche entera (no desnatada). El agua no servirá y puede inclusive esparcir el aceite.

No utilice aceites esenciales en pacientes con cáncer sin supervisión médica. En todos los casos, no utilice ningún aceite contínuamente por más de tres semanas. Si se está tratando algo por un largo período, se puede utilizar el aceite durante tres semanas, suspenderlo por una semana y después volver a utilizarlo. Esto aumentará la efectividad del tratamiento.

Nunca haga una solicitud médica de los aceites; la prescripción es ilegal, a menos que la haga un médico licenciado. Es indispensable el uso cuidadoso, responsable y sensible de estas sustancias. Siempre erre hacia el lado de la precaución y nunca sugiera su uso interno. Utilizando aceites de buena calidad se evitarán algunos de los efectos secundarios como náuseas, irritación de la piel y reacciones alérgicas, los cuales he visto ocurrir con productos sintéticos baratos.

Notas de pie

1. Maury, M. *Marguerite Maury's Guide to Aromatherapy: The Secret of Life and Youth*. Saffron Walden, Inglaterra: C.W. Daniel, 1989.

2. Ibid.

3. Ibid.

5

El sentido olvidado

La palabra aroma, las cinco primeras letras de la palabra aroma-terapia, define una de las principales características de los acei-tes esenciales. Es la naturaleza aromática de estas sustancias, junto con los efectos que ellas tienen en el cerebro a través del sentido del olfato, lo que hace de la aromaterapia algo más que la sola aplicación de aceites fragantes durante el masaje.

El sentido del olfato es una de las funciones más ampliamente mal interpretadas y descuidadas del cuerpo humano. Esto parece extraño, puesto que en el hombre primitivo, el sentido del olfato era esencial para sobrevivir. Los museos de todo el mundo tienen arte-factos de civilizaciones antiguas en las que eran utilizados los más preciosos materiales para conservar cosas perfumadas delicadas.

En la sociedad moderna, no prestamos atención al entrenamiento del sentido del olfato. Parte del descuido de este sentido puede estar relacionado con un enfoque puritano hacia nuestros cuerpos y sus funciones naturales, las cuales a menudo producen aromas; y parte de esto es, indudablemente, debido a que el sentido del olfato ha sido opacado por los aromas sintéticos que nos rodean, por la polución del aire y por el uso de antisépticos y drogas fuertes. ¡Incluso a menudo cultivamos flores más por su belleza, que por su fragancia!

He tenido muchos estudiantes que me dicen que no pueden soportar la esencia de las rosas; esta los hace sentir náuseas y les irrita la nariz. Cuando huelen el aroma real, ¡ni siquiera lo reconocen! Es triste que una esencia sintética haya casi que reemplazado totalmente la experiencia de esta flor celestial.

Al enseñar la aromaterapia, me encuentro constantemente sorprendida de cuánta educación necesita la nariz para desarrollar la capacidad de distinguir los aceites naturales de los sintéticos. Un gran número de mis estudiantes sufre de "anosmia", la pérdida de la capacidad de oler.

Creo que hemos perdido mucho de valor al descuidar el sentido del olfato y, por lo tanto, la belleza de los aromas naturales. La esencia puede abrir áreas de subconciencia y de superconciencia, donde se almacena mucho conocimiento y sabiduría —sabiduría penosamente necesitada en nuestra cultura de extremo racionalismo—. Los perfumes han sido vistos tradicionalmente como una manifestación del amor de la Deidad por nosotros. En momentos de profunda oración, personalmente he experimentado un aroma celestial que llena la habitación y un profundo sentido de amor divino que llena mi corazón.

Jean-Jacques Rousseau decía que el sentido del olfato es pura imaginación. Madam Maury veía las aromáticas como incapaces de liberar el alma, pero creía que iluminando y aclarando la mente y las emociones, ellas podían ayudar a permitir que la luz del alma brillara en el interior; y como Mónica Junemann[1] ha dicho, nadie puede negar que las fragancias naturales hermosas despiertan nuestro deseo de envolvernos en la vida y en todo lo que esta tiene para ofrecer. Tal vez esta es la clave para el efecto profundamente integrado de un buen tratamiento de aromaterapia, el cual sana el cuerpo con masajes y libera el alma con una mezcla de aceites aromáticos cuidadosamente escogida.

Olfato

El estudio o ciencia del sentido del olfato es llamado "osmología". Si vamos a entender cómo pueden afectar los aceites esenciales a la mente y las emociones, necesitamos entender los mecanismos físicos involucrados.

Morris[2] llama a nuestro sentido del olfato, el "sentido químico del tacto" y una de las características más importantes de esta facultad es la unión directa entre el cerebro y el medio ambiente, la cual ocurre en la nariz. Solamente tres pulgadas separan los sitios receptores olfatorios de el cerebro; las fibras nerviosas del sistema olfatorio van directamente al área límbica del cerebro sin pasar por la estación de cambio conocida como el tálamo dorsal. Los mensajes olfatorios tampoco pasan a través de la espina dorsal, como lo hacen la mayoría de los otros mensajes nerviosos en el cuerpo. De hecho, los dos bulbos olfatorios son pequeñas partes del cerebro, las cuales vigilan alrededor. El Doctor George Dodd, de la Universidad Warwick en

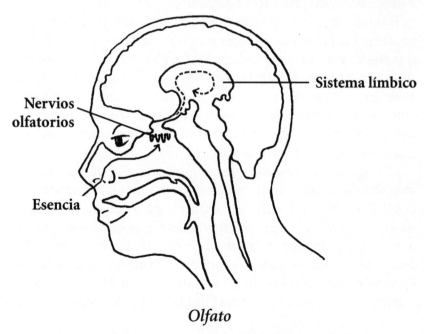

Olfato

Inglaterra, denomina a las células olfativas de la nariz, "células cerebrales fuera del cerebro". Estas células también son las únicas celulas cerebrales que se regeneran, lo cual indica su importancia.

Robert Tisserand ha señalado que el sistema olfatorio es uno de los caminos que podemos utilizar para evitar la barrera sanguínea del cerebro. Esto es muy importante terapéuticamente y demuestra porqué podemos influenciar los estados de ánimo y las emociones tan rápida y efectivamente a través de la inhalación de los aceites esenciales. La mayoría de las drogas alopáticas (excluyendo algunos tranquilizantes) tienen moléculas muy grandes y no pueden pasar a través de los pequeños capilares dentro del cerebro, lo cual hace difícil el tratamiento de los desórdenes del cerebro. El acceso directo ofrecido al olfatear puede ser una vía rápida y conveniente alrededor de esta barrera. El cianuro mata en dos o tres minutos cuando se ingiere, pero solamente en diez segundos si se inhala.

Digamos que hemos abierto una botella de aceite esencial y lo hemos mantenido en nuestra nariz por unos pocos minutos, inhalando su exquisito bouquet. ¿Cómo registra el cerebro su vapor y cómo puede esta nube invisible de aroma afectar las emociones y el balance hormonal tan profundamente?

Primero, el aceite esencial se evapora y la sustancia gaseosa que contiene las partículas odoríferas entra a la nariz junto con el aire que respiramos. La nariz calienta el aire y las partículas odoríferas se disuelven en la mucosa, la cual cubre el epitelio olfatorio en la parte superior de la cavidad nasal interior. Bajo la mucosa hay millones de cilios —diminutas terminaciones en forma de pelos de pequeños nervios olfativos— los cuales transmiten información a uno de los dos principales nervios olfativos.

Es importante recordar que las moléculas aromáticas no viajan más allá de la nariz. Ellas dan origen a un mensaje nervioso y son exhaladas. Cuando los cilios detectan la presencia de las moléculas de olor, se envía un mensaje a través del eje de las células olfatorias, a través del plato óseo en la parte superior de la nariz y dentro de los bulbos olfatorios, los cuales retransmiten la información al área límbica del cerebro. Esta es un área compleja, con 34 estructuras y 53 sendas, la cual contiene subáreas ligadas a la percepción del olor (el

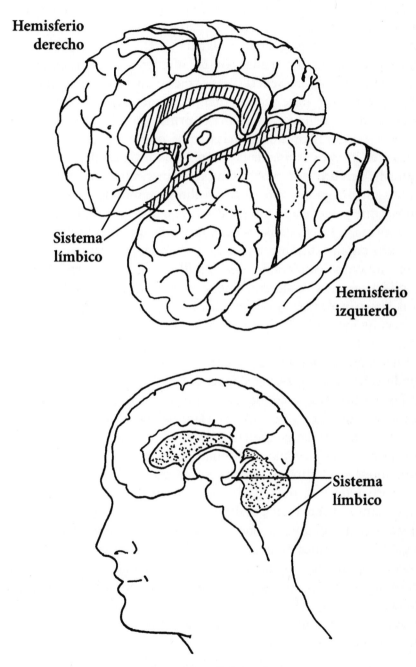

Hemisferio derecho

Sistema límbico

Hemisferio izquierdo

Sistema límbico

Las áreas del cerebro

área piriforme), a las sensaciones de placer y de dolor y a las emociones tales como rabia, miedo, pesar y sensaciones sexuales. Las
áreas del hipocampo y de la amígdala en el sistema límbico están
específicamente relacionadas con la emoción y con la memoria, lo
cual explica cómo la esencia puede traer recuerdos y emociones de
algo que sucedió hace mucho tiempo, como la loción barata para
después de la afeitada que usaba el primer novio. La memoria de
esencias perdura por mucho más tiempo que la memoria visual.

El área límbica es una de las partes más antiguas del cerebro y es
llamada cerebro antiguo o también rinencéfalo o "cerebro del
olfato". Se piensa que éste se desarrolló hace más de 70 millones de
años y que precede a la corteza cerebral o al cerebro intelectual. De
esta forma, a través de la esencia, tenemos un vínculo directo con
nuestro pasado distante y pienso que podemos recuperar mucho
conocimiento si supiéramos cómo utilizar la esencia correctamente.
También es un vínculo con nuestros antepasados más distantes y
con nuestros deseos animales más básicos. Esto es evidente en el
papel que juegan las feromonas en la atracción sexual y en el apare-
amiento. En Griego, "pherein" significa soportar o cargar y "hor-
mone" significa emoción. La nariz está hecha del mismo tipo de
tejido eréctil del clítoris y del pene.

Los perfumes que contienen aceites estimulantes sexuales, tales
como el sándalo, el pachulí, el ylang-ylang y esencias animales,
actúan como feromonas para los humanos, actuando sobre los receptores cerebrales para para estimular las glándulas sexuales. Valerie
Worwood[3] ha escrito acerca de la aromaterapia y de la sexualidad.

La existencia de un vínculo cercano entre el área límbica y el
hipotálamo, el cual regula el sistema hormonal, provee otro vínculo
entre la sexualidad y la esencia. Tisserand[4] cita a Stoddart así: "La
región hipotalámica es un receptor principal de neuronas olfativas y
libera una variedad de hormonas, las cuales pasan al sistema hipofi-
sial e induce a la pituitaria a segregar el conjunto de hormonas que
gobierna y controla los ciclos sexuales de los mamíferos". Explorare-
mos el vínculo entre la olfacción y el sistema hormonal en detalle, en
un capítulo posterior.

El sistema límbico también tiene conexiones con el tálamo y la neo-corteza, dando a los aromas la capacidad de afectar el pensamiento y las reacciones conscientes. También sabemos que los aceites esenciales afectan los sistemas nerviosos simpático y parasimpático.

De acuerdo con Tisserand[5], el investigador japonés Torii, encontró que el jazmín, el ylang-ylang, la menta, la rosa, el pachulí, el neroli, el clavo, la hoja de rosa y la albahaca, incrementan la actividad en el sistema nervioso simpático y que la mejorana, el sándalo, el limón, la manzanilla y la bergamota, la disminuyen.

Valnet[6] describe la investigación de Rovesti, con pacientes que sufrían de enfermedades nerviosas, histeria y depresión. Encontró que el jazmín, el sándalo, la naranja, el ylang-ylang, la verbena y el limón eran buenos para la depresión, y que la bergamota, la flor de naranja, la lavanda, el ciprés, la lima, la rosa, la hoja de violeta y la mejorana, aliviaban la ansiedad. El concluyó:

> Se podría decir que los pacientes se sienten como transportados por el aceite esencial a un mundo diferente, más agradable y aceptable, de forma que muchos de sus instintos reactivos son refrenados y ellos regresan gradualmente a la normalidad.

Robert Tisserand discute mucho acerca de la investigación actual sobre la aromaterapia, el comportamiento y el cerebro. La investigación sobre las funciones olfativas se está llevando a cabo en el Monell Chemical Senses Research Center (Centro Monell de Investigación de los Sentidos Químicos de Filadelfia), en la Universidad de Duke, en la Universidad de Warwick en Inglaterra y en varias universidades japonesas.

Implicaciones para la práctica de la aromaterapia

Las implicaciones de los párrafos anteriores para la aromaterapia holística, son fascinantes. El vínculo entre esencia y los estados psicológicos y/o emocionales, significa que tenemos una herramienta muy poderosa para la unificación de mente, cuerpo y espíritu, y seguramente esta es la base para la verdadera curación.

Una de las implicaciones más obvias es que, al escoger nuestra mezcla de aceites, debemos tener en cuenta los estados mentales y emocionales de la persona con quien estamos trabajando. Sabemos que los aceites se evaporarán durante nuestro tratamiento, incluso si no utilizamos un inhalador o un difusor y que ellos no tendrán efectos físicos. Así, podemos escoger aceites que sean estimulantes o calmantes, aceites que estimulen la claridad de pensamiento o el pensamiento depresivo, aceites que despierten la sexualidad o la supriman, aceites que sean inspiradores o aceites que sean fundamentales.

También podemos utilizar los aceites para estimular la memoria o para ayudar a alguien a recordar algo que le dificulta su desarrollo personal. Podemos ayudar a una persona a vivir de nuevo un momento de su vida particularmente maravilloso o a reprogramar asociaciones dolorosas. Por ejemplo, podemos meditar sobre un recuerdo o sensación placentera mientras inhalamos una esencia que asociamos con un área dolorosa de nuestro pasado o de nuestro presente. La depresión se puede aliviar con aceites que sabemos que tienen un efecto inspirador y las situaciones de emociones dolorosas se pueden mitigar con aceites que ayudan al equilibrio emocional. Las adicciones, la frustración, el estrés y la rabia, todos pueden ser remediados.

Sé de un aromaterapista que aconseja a sus clientes obesos que comen más de la cuenta debido a la depresión o a la soledad, que inhalen un aroma que encuentren particularmente agradable cada vez que sientan ganas de comer. El considera que que esta terapia de "reemplazo" es muy exitosa.

Los aceites pueden ser usados en nuestro propio desarrollo. Sabemos que el incienso aromático y las esencias particulares han sido utilizadas en muchas culturas por miles de años para el mejoramiento espiritual y la meditación. Scott Cunningham[7] describe un sistema de aromaterapia que combina el olor y la visualización como un agente para el crecimiento, el cambio y la auto-conciencia. El hace énfasis en la inhalación con difusores, con bolas de algodón saturadas, con una taza de agua caliente o en el baño, de forma que el masaje no es necesario, o ni siquiera deseable, cuando se trabaja a este nivel.

Las prácticas de respiración y el desarrollo de la conciencia ha sido ligada en muchos sistemas; es a través de nuestra nariz que absorbemos prana y nuestra nariz es la puerta olfativa de acceso hacia el cerebro. Se sabe que ciertos aromas abren caminos a conciencias superiores y como sabemos que el sentido olfativo se salta la mente consciente, tenemos mucho en qué trabajar. Se dice que ciertos maestros espirituales avanzados perciben ciertos aromas en algunas etapas del desarrollo espiritual. Muchos curanderos ligan las enfermedades físicas con las enfermedades del alma, así que esta es otra área que necesitamos considerar en nuestro trabajo como aromaterapistas. Por esta razón es importante considerar a la persona como un todo en las consultas y al preparar las mezclas, debido a que estas sustancias nos influencian en muchos niveles sutiles.

Notas de pie

1. Juneman, M. *Enchanting Scents*. Wilmot, Wisconsin: Lotus Press, 1988.

2. Morris, E. *Fragrance*. Greenwich, Connecticut: E.T. Morris & Co., 1984.

3. Worwood, V. *Aromatics*. Londres: Pan Books, 1987.

4. Tisserand, R. *To Heal and Tend the Body*. Wilmot, Wisconsin: Lotus Press, 1988.

5. Ibid.

6. Valnet, J. *The Practice of Aromatherapy*. Saffron Walden, Inglaterra: C.W. Daniel, 1980.

7. Cunningham, S. *Magical Aromatherapy*. San Pablo: Llewellyn Publications, 1989.

El aliento de la vida

Ya hemos visto dos importantes formas en las que los aceites penetran en el cuerpo: a través de la absorción cutánea y a través del sistema olfatorio. Al discutir el sistema olfatorio, observamos la forma en que opera el sentido del olfato para influenciar nuestros procesos psicológicos y emocionales. Una vez hemos inhalado el aire que contiene las moléculas del aceite esencial y nuestro sistema olfatorio ha percibido el aroma, las moléculas de aire y del aceite esencial continúan hacia el sistema respiratorio y de allí al sistema circulatorio y a la parte específica del cuerpo donde se necesitan.

El proceso de la respiración

Una de las funciones más básicas del cuerpo es la respiración. Inhalamos y exhalamos de 10 a 15 veces cada minuto y aunque podemos vivir bastante tiempo sin comida, no podemos vivir sin un suministro contínuo de aire fresco por más de unos pocos minutos.

Todas las cosas vivientes respiran el mismo aire, lo cual nos une de una manera profunda. Las plantas que utilizamos en la aromaterapia y en la fitoterapia, también forman parte de los "pulmones" del planeta. Cuando contaminamos el aire y destruimos grandes áreas de vegetación, tales como las selvas tropicales, estamos, de hecho, poniendo en peligro la energía vital de la tierra.

Rowett[1] ha definido la respiración como "el proceso por medio del cual se obtiene oxígeno, el cual se utiliza en la oxidación de alimentos para liberar energía y producir dióxido de carbono y agua, como materiales de desecho." Existe una respiración interna, la cual toma lugar en cada célula, para liberar energía para su crecimiento y sus demás funciones. La respiración externa, la cual estamos tratando aquí, es el proceso mediante el cual se obtiene oxígeno y se expulsa dióxido de carbono. El lugar de este intercambio de gases son los pulmones. La respiración produce aire fresco y produce moléculas de aceites esenciales en donde éstos se estén utilizando; este aire es traído hacia los pulmones y, desde los pulmones, ciertas moléculas pasan a la corriente sanguínea y a la circulación general. En el caso de los aceites esenciales, esto significa que, a través de la respiración, ellos pueden alcanzar los órganos o sistema del cuerpo que tienen como objetivo.

Imaginemos que estamos recibiendo un masaje de aromaterapia. Nuestro aromaterapista aplicará el aceite al cuerpo y los aceites esenciales penetrarán la piel y entraran a la corriente sanguínea a través de los capilares y del fluido intercelular. Mientras estamos tendidos en la mesa, el terapista nos pedirá que estemos conscientes de nuestra respiración y que respiremos plena y profundamente hasta la relajación.

En mi trabajo como terapista de masajes, he encontrado que la respiración y la relajación profunda, junto con los aceites esenciales, transporta a mis pacientes a estados de conciencia alterados y cerca del 85 por ciento se quedan dormidos durante el masaje. Cuando no se están utilizando los aceites esenciales, no he notado una relajación total semejante.

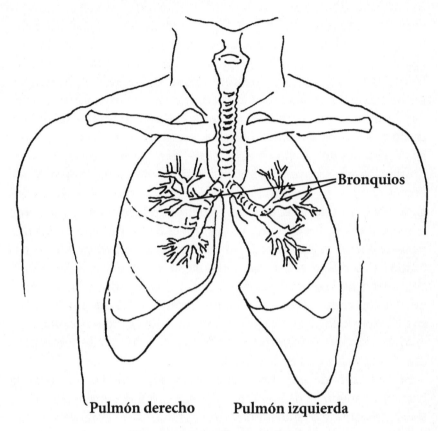

Bronquios

Pulmón derecho **Pulmón izquierda**

Estructura pulmonar básica

Una de nuestras primeras respuestas será hacia el aroma y comenzaremos a sentirnos relajados, a estar más alertas, etc., dependiendo de los aceites escogidos por el terapista. Después sentiremos las moléculas de aceite llevadas dentro de la nariz, donde el aire será filtrado y calentado por los cilios y por las membranas mucosas que recubren las vías nasales y sentiremos que pasan por la faringe, laringe, tráquea y dentro de los bronquios en los pulmones. Estamos suponiendo que se está utilizando aceite esencial de alta calidad, ¡no el tipo sintético que se detiene en cualquier parte en los senos nasales y nos produce un dolor de cabeza!

Los dos bronquios principales (uno para cada pulmón) se dividen en bronquios finos y en bronquios lobulares finos. El pulmón derecho tiene tres lóbulos y el izquierdo tiene dos. A partir de allí, se dividen en bronquios segmentarios y luego en bronquiolos, los cuales hacen funcionar las pequeñas cámaras de aire individuales llamadas lobulillos. Estos bronquiolos se subdividen en bronquiolos más finos. Las pequeñas moléculas de aceite esencial son llevadas a través de esta malla y finalmente estos bronquiolos se dividen en ductos y sacos alveolares, los cuales terminan en alvéolos, pequeñas cavidades del ancho de una célula, donde toma lugar un intercambio gaseoso entre el aire de los pulmones y la sangre. Cada grupo de alvéolos está rodeado por capilares muy delgados, y los gases y vapores del aire, una vez disueltos en la humedad que cubre la membrana de los alvéolos, pasa a través de los capilares, continúa hacia la corriente sanguínea, son devueltos al corazón y son distribuidos a las diferentes células del cuerpo. De esta forma, las moléculas del aceite esencial pueden alcanzar los órganos y los sistemas que tengan como objetivo y que los necesiten. En este intercambio entre los alvéolos y la corriente sanguínea, los capilares ceden dióxido de carbón y otros productos de desecho, los cuales son expelidos de los pulmones en la exhalación.

Si el hecho de que los aceites esenciales puedan alcanzar la corriente sanguínea de esta forma parece extraño, considere la anestesia o los químicos que inhalamos del tabaco o el envenenamiento de niños con plomo proveniente del exhosto de los autos.

No todo el aceite esencial inhalado entrará necesariamente a la corriente sanguínea; una parte será exhalada en la siguiente respiración. El aceite que es transportado por la corriente sanguínea circulará con la sangre hasta que alcance su destino, haga su trabajo y sea finalmente excretado como desecho a través de la orina, los excrementos, los pulmones o la transpiración.

Como ejercicio, inhale un poco de aceite esencial consciente y profundamente y vea si puede sentir el aceite entrando en sus pulmones y difundiéndose por todo su cuerpo. Esté alerta de cualquier área particular que atraiga al aceite. Haga esto con cada aceite que conozca y registre los resultados.

Los aceites esenciales y el sistema respiratorio

Sabemos que existe un grupo de aceites que tienen una afinidad particular con el sistema respiratorio. En esta sección discutiremos las propiedades terapéuticas particulares apropiadas para este sistema del cuerpo y miraremos los aceites que son los indicados para cada caso. Las principales propiedades terapéuticas que estamos buscando son:

Antisépticos

Valnet[2] describe los increíbles efectos antisépticos de los aceites esenciales vaporizados para acabar con bacterias y organismos que se transmiten por el aire; de esta forma, podemos utilizar los aceites esenciales para purificar el aire antes de llevarlo a nuestros pulmones.

Todos los aceites esenciales son antisépticos en cierta medida, pero Valnet menciona que los siguientes tienen un valor particular cuando se utilizan en estado de vaporización: limón, tomillo, naranja, bergamota, junípero, clavo, cidronela, lavanda, niaouli, menta, romero, sándalo y eucalipto. Para quienes estén interesados en sus constituyentes químicos, estas esencias parecen tener un alto contenido de terpenos. Así, podemos utilizar quemadores y difusores para prevenir problemas respiratorios y de otro tipo antes de que estos nos ataquen. Conozco un centro médico que difunde aceites y que ha descubierto que los niños sufren mucho menos de resfriados y de gripa durante los meses del invierno.

En cuanto a los antisépticos pulmonares específicos se refiere, el clavo es específico para el bacilo de la tuberculosis, el tomillo mata los estreptococos y los bacilos de la tuberculosis y el ajo es un modificador de las secreciones bronquiales. La mezcla de pino, tomillo, menta, lavanda, romero, clavos y canela es buena para la purificación del aire.

Los aceites esenciales que son buenos antisépticos pulmonares son: clavo, hisopo, junípero, lavanda, limón, menta, pino, romero, sándalo, bergamota, canela y eucalipto. El aceite de ajo también es muy bueno, pero la mayoría de la gente prefiera tomarlo en forma de cápsulas en lugar de frotarlo sobre su piel. Por supuesto, comer bastante ajo crudo es una buena medida preventiva durante el invierno. Los pulmones son el principal sitio de excreción para el aceite de ajo, de forma que este puede actuar directamente sobre cualquier bacteria que se encuentre allí.

Antivirales

Algunas infecciones pulmonares son el resultado de infecciones virales y aceites tales como el de árbol de té y de eucalipto pueden ser de gran ayuda en estos casos.

Antiespasmódicos

Estos aceites tienen el efecto de calmar los espasmos en los tejidos musculares lisos. Unos buenos antiespasmódicos pulmonares son: salvia silvestre, menta, tomillo, eucalipto, lavanda y sándalo.

Reductores de la tos

Estos aceites ayudan a suavizar la tos. Algunos ejemplos son: hisopo, lavanda, eucalipto, pino, romero y sándalo. El sándalo ha sido muy elogiado contínuamente por mis clientes, como un maravilloso supresor de la tos, el cual le permite a muchos que tosen toda la noche, disfrutar de un buen sueño nocturno.

Balsámicos

Los aceites tales como el eucalipto, el pino y el tomillo, ayudan a suavizar la flema, de manera que pueda ser expulsada.

Expectorantes

Los aceites que ayudan a la eliminación del exceso de flema, son: benjuí, madera de cedro, eucalipto, hisopo, limón, mirra, menta, pino y sándalo. En Inglaterra, donde muchos de mis pacientes parecen sufrir de catarro crónico, les he recetado expectorantes tales como eucalipto, pino y sándalo y he descubierto que éste ha ayudado casi que invariablemente a despejar problemas persistentes de este tipo.

Aceites para afecciones respiraciones específicas

Asma: Lavanda, mejorana, benjuí, ciprés, eucalipto y pino.

Bronquitis: Benjuí, madera de cedro, eucalipto, hisopo, menta, romero, sándalo, incienso, pino, clavo.

Enfisema: Albahaca, eucalipto, tomillo, hisopo, ajo.

Fiebre del heno: Lavanda, manzanilla, eucalipto.

Influenza (bronquítica): Canela, clavo, eucalipto, limón, tomillo.

Neuralgia intercostal: Menta.

Laringitis: Benjuí, sándalo, lavanda, salvia.

Hemorragia nasal: Limón.

Neumonía: Eucalipto, lavanda, limón, pino.

Estimulante respiratorio: Canela, alcanfor.

Sinusitis: Eucalipto, lavanda, menta, limón, pino, tomillo.

Dolor de garganta (también amigdalitis): Geranio, limón, salvia, tomillo, jengibre.

Tuberculosis: Eucalipto, ajo, limón, pino.

Tos ferina: Salvia silvestre, albahaca, ciprés, hisopo, lavanda, romero, ajo.

Los mejores métodos de aplicación de los aceites en los tratamientos de problemas respiratorios o al tratar de acomodar los aceites dentro del cuerpo por vía del sistema respiratorio, son: inhalaciones, masajes del pecho y espinales, compresas y difusores y quemadores. Los baños generan una gran cantidad de esencias vaporizadas y, como se mencionó anteriormente, toda exposición a los aceites esenciales da como resultado alguna inhalación de los vapores.

Si observa la lista de aceites esenciales utilizados para tratar los problemas respiratorios, encontrará que provienen de un muy pequeño rango de plantas, muchas de las cuales son árboles: hojas, resinas y madera y, por supuesto, el favorito de todos los tiempos es el eucalipto. Una escuela de pensamiento sugiere utilizar los aceites hojas para desequilibrios agudos y de corta duración del sistema respiratorio y la madera y las resinas para condiciones más crónicas. Generalmente, la madera y las resinas tienden a ser más desecativas y suavizantes, mientras que las hojas son más estimulantes y activas al combatir la bacteria pulmonar.

Otra perspectiva de los aceites esenciales, la cual puede beneficiar el sistema respiratorio, es propuesta por Dietrich Gumbel[3]. El cree que los aceites de las hojas de la planta guardan una relación directa con la función de los pulmones, ya que estas son los órganos respiratorios de las plantas e indirectamente de la misma tierra. Durante el día, absorben dióxido de carbono del aire y producen oxígeno y agua, lo cual necesitamos llevar a nuestros pulmones en la respiración.

La base emocional de los desordenes respiratorios

Algunos problemas de respiración y respiratorios, tales como la hiperventilación, respiración dificultosa y respiración agitada, son causados por problemas nerviosos y emocionales, de manera que se necesita mirar más profundamente para determinar la causa del desorden. El asma es otra condición que ha estado ligada a los factores emocionales y hereditarios.

Cuando se está trabajando con alguien, siempre es buena idea observar sus patrones de respiración. Esto puede decir mucho acerca de su estado interior. En muchas tradiciones curativas orientales, la respiración es, en esencia, la fuente del prana dador de vida y se han desarrollado muchos sistemas de prácticas de respiración en varias disciplinas espirituales.

La respiración puede ser utilizada para el enfocamiento, la meditación, la visualización, la dirección de la energía alrededor del cuerpo, la relajación, etc., de forma que podemos utilizarla conscientemente, además de la respiración inconsciente que realizamos automáticamente. El conocimiento de la respiración puede ser de una inmensa ayuda en nuestro trabajo como terapistas, y es importante tomar tiempo para explorar esta aplicación de nuestros aceites.

Antes de empezar a trabajar con alguien, ya sea que se trate de una consulta, un masaje o incluso una charla, es buena idea centrar la atención en la respiración. Llevar a cabo varias respiraciones largas y profundas calma la mente, energiza los cuerpos físico y sutil y permite volverse más consciente de las energías que se tienen dentro y alrededor.

Esta respiración consciente se puede combinar con algunas imágenes, tal como imaginar que se está respirando un color saludable, con un aceite particular que se encuentre apropiado para el trabajo de turno, con una afirmación u oración o con una imagen particular que sea agradable a sí mismo, tal como rodearse a sí mismo con un halo de luz protectora.

Cuando se tenga un cliente o un amigo al que se va a dar un masaje y se encuentren enfocados, tómese un momento para observar sus patrones de respiración. Note la calidad e intensidad de la inhalación y de la exhalación y si hay algún elemento de la respiración que sea dominante. Una inhalación súbita y forzada puede indicar rabia, ansiedad o miedo; una inhalación superficial, suave y gradual puede denotar cansancio, melancolía o depresión. Algunas veces puede parecer inclusive, que la persona no está respirando.

A medida que masajeo a los clientes, continúo observando el cambio en el patrón de respiración. Cuando el trabajo finalmente ha liberado algún patrón emocional mantenido por mucho tiempo o algún desequilibrio físico, casi siempre ocurre una profundización y una apertura de la respiración o un largo suspiro, como si el cliente estuviera aliviado, para dejar ir finalmente esa carga particular. Me gusta ver que esto ocurra, ya que esto me hace sentir que estamos progresando en nuestro trabajo juntos.

Con frecuencia le pido a un cliente que me acompañe en una respiración lenta y profunda antes de empezar un tratamiento y le ruego que exhale toda la tensión, el miedo y la tristeza antes de que comencemos, para poder de esta forma estar listos a lograr alguna curación juntos. Generalmente espero hasta que nuestra respiración se sincronice y siento que el vacío toma lugar para empezar el tratamiento. Durante el tratamiento también es útil pedirle al cliente que dirija su respiración a ciertas áreas del cuerpo en ciertos momentos o que altere su respiración a medida que usted estira o aplica presión en ciertos puntos. Se han desarrollado diferentes tipos de trabajo de respiración, los cuales ciertamente valdría la pena explorar debido a la naturaleza de los aceites esenciales y a la forma en que penetran a través de la respiración.

La ciencia yoga de la respiración, el Pranayama, tiene que ver únicamente con la calidad de la respiración y el patrón de inhalación, exhalación y suspensión, los cuales podemos aprender a controlar para propósitos específicos. Podemos aumentar nuestra admisión del prana, dirigirlo más eficientemente, preparar nuestra conciencia para la meditación, relajar y controlar la mente y las emociones y purificar y estabilizar la circulación, los pulmones y el sistema nervioso.

El uso de aromáticas también nos ayuda a lograr una respiración más profunda. Cuando olemos algo hermoso, nos abrimos a ello, queremos inhalarlo profundamente y nos hacemos conscientes de nuestra respiración. Además de tomar el poder curativo del aceite, tomamos más oxígeno y más fuerza vital del ambiente y esto nos alimenta en todos los niveles: física, mental, emocional y espiritualmente.

Contrariamente, cuando olemos algo fétido, nuestro instinto es el de parar la respiración, para no permitir que esta sustancia ofensiva entre a nuestro ser, y reducir así nuestra admisión de oxígeno y prana. Esto finalmente conlleva a un funcionamiento deficiente de los sistemas corporales y a las enfermedades. Los efectos de la contaminación, de los alrededores repugnantes y de la falta de aire puro, afecta la salud de muchas formas sutiles. La respiración es alimento para el espíritu en más de una forma.

Notas de pie

1. Rowett, H. *Basic Anatomy and Physiology*. Londres: John Murray, 1959.

2. Valnet, J. La *The Practice of Aromatherapy*. Saffron Walden, Inglaterra: C. W. Daniel, 1980.

3. Gumbel, G. *Principles of Holistic Skin Therapy with Herbal Essences*. Heidelberg, Alemania: Haug, 1986.

La envoltura del cuerpo

El cuidado de la piel con la aromaterapia es uno de los usos más interesantes de los aceites esenciales. Este, por supuesto, es una completa especialidad en sí, pero en este capítulo discutiremos la estructura y las funciones de la piel, los tipos de piel, los problemas de la piel, las formas en que los aceites esenciales afectan la piel y algunas recetas simples para preparar sus propios productos de aromaterapia para el cuidado de la piel.

Estructura y función de la piel

La piel consiste de tres capas principales: la epidermis, la dermis y la aponeurosis superficial o capa subcutánea. Es el órgano más grande del cuerpo, pesa cerca de cuatro kilogramos y es más delgada en la cara, los párpados y los labios y más gruesa en las palmas de las manos y las plantas de los pies. La piel está compuesta de tejido epitelial combinado y reposa sobre una base de tejido conector fibroso, dentro del cual se entrelaza por medio de una serie de proyecciones en forma de dedos, llamadas papilas.

La epidermis

Esta es la capa exterior de la piel, la cual está compuesta de cinco subcapas, en las cuales toma lugar la transformación de células fundamentales con núcleos bien definidos en células muertas sin núcleo. Las cinco subcapas son:

Stratum corneum o estrato córneo

Consiste de células planas muertas, en las cuales el citoplasma y el núcleo han sido reemplazados por la proteína queratina. Estas células mudan constantemente y son reemplazadas por nuevas células que provienen del estrato basal; estas contienen un material graso, el cual mantiene la impermeabilidad de la piel y ayuda a proteger la piel de la invasión bacterial. Esta es la superficie de la piel que vemos. El cepillado de la piel y el uso de una esponja ayuda a remover las células muertas que están listas para mudar y estimula la circulación necesaria para alimentar el crecimiento de las células nuevas.

He observado que un remojo de 15 a 20 minutos en un baño enriquecido con aceites esenciales, parece levantar las células epiteliales muertas de la superficie. Los exfoliantes utilizados en la terapia de la piel, tienen como fin remover las células muertas que están listas para mudar; estos pueden albergar aceite y bacterias si se les permite acumularse en la piel.

Stratum lucidum o estrato transparente

Esta subcapa tiene solo unas pocas células de grueso y se cree que es una zona de barrera que controla la transmisión de agua a través de la piel. En este nivel, las células han perdido sus claras fronteras y los núcleos son confusos.

Stratum granulosum o estrato granular

Esta subcapa consiste de varias capas de células planas ahusadas, las cuales han perdido sus núcleos y contienen un número de gránulos

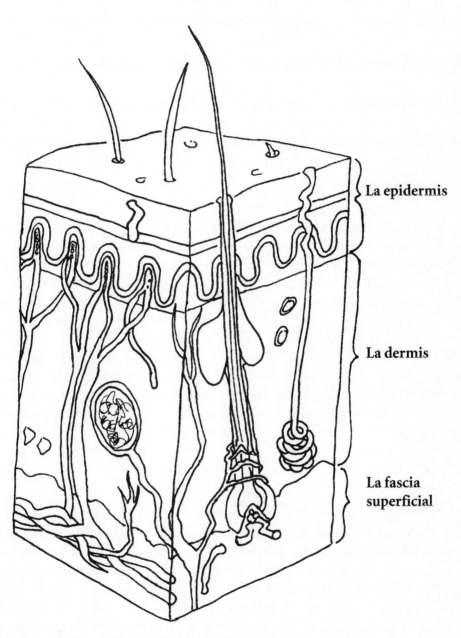

La epidermis

La dermis

La fascia
superficial

Las capas de la piel

que contienen una sustancia llamada queratohialina. Es en esta sub-capa en la que el proceso de queratinización de células planas córneas, el cual es el cambio de células vivas a células muertas, toma lugar.

Stratum spinosum, estrato espinoso o mucosum

Estas son las células que descansan por encima del nivel basal o germinativo. Debido a que son relativamente jóvenes, todavía no han perdido su núcleo. Las células todavía están bien definidas, poligonales y están conectadas unas a otras por finos hilos llenos de fluido fibroso, formando proyecciones interligadas, dando una apariencia erizada.

Stratum germinativum o estrato basal

Esta es la subcapa más profunda de la epidermis y es aquí donde tiene lugar el nacimiento de nuevas células. Las nuevas células empujan a las viejas hacia la superficie y el alimento necesario para la constante reproducción de células proviene de los vasos sanguíneos capilares en la dermis. El rejuvenecimiento de la piel se produce en este nivel y hay muchos factores que afectan la rata de regeneración celular, tales como la edad, la dieta, la circulación, la exposición al calor, al frío, a la luz, las drogas, fumar, etc. El ciclo de vida promedio de cada célula nueva es de aproximadamente seis semanas. Por lo tanto, cualquier tratamiento de la piel que intente mejorarla, necesitará por lo menos de seis semanas a dos meses antes de que se pueda esperar cualquier mejoramiento real. Se dice que los aceites que son citofilácticos estimulan el crecimiento de células nuevas.

La dermis

Esta es la capa principal, la cual reposa debajo de la epidermis y donde se encuentran las fibras de colágeno y de elastina, las cuales le dan a la piel fuerza de tensión y elasticidad, las glándulas sudoríparas y sebáceas, los folículos pilosos, los músculos papilares eréctiles, los vasos linfáticos, las terminaciones nerviosas, las arterias y las venas. Esta capa contiene un alto contenido de agua, por lo que la deshidratación a este nivel puede causar efectos de envejecimiento prematuro en la piel. La dermis tiene dos subcapas:

El estrato capilar

Esta es la interfase con la epidermis, donde aparecen todas las protu-berancias e irregularidades llamadas papilas. En esta capa se encuen-tran muchas terminaciones nerviosas del tacto, así como los finos capilares y venas, que suministran alimento y oxígeno a la piel, transportan productos de desecho y proveen sangre a la epidermis.

El estrato reticular

Aquí se encuentran muchas glándulas sudoríparas y sebáceas, junto con las fibras elásticas y de colágeno, las cuales le dan su elasticidad a la piel. Estas cualidades elásticas disminuyen con la edad, como se puede apreciar en la falta de tonalidad de piel firme en la vejez. En esta capa se encuentran los nervios que están relacionados con las sensaciones del tacto, de presión profunda, de dolor, de calor y de frío, como lo son los músculos papilares eréctiles.

La aponeurosis superficial

Esta es la capa de la base de la piel, la cual separa la dermis de los músculos, permitiendo que la piel se mueva libremente sobre la estructuras subyacentes. Está compuesta de fibras elásticas, tejido fibroso y tejido graso. Este último es un cojín para las terminaciones nerviosas y para los vasos sanguíneos en la dermis y suministra pro-tección contra la pérdida de calor corporal.

Funciones de la piel

Ahora que tenemos alguna idea de la estructura de la piel, necesita-mos entender sus cinco principales funciones:

Control de la temperatura

La mayoría del calor corporal se distribuye alrededor del cuerpo mediante el sistema circulatorio. El control de la temperatura puede ocurrir por la expansión y la contracción de los capilares superficia-les. Esto también es afectado por la evaporación de la transpiración de la superficie de la piel. El aumento en la producción de sudor reduce la temperatura corporal y su disminución la aumenta. Los aceites estimulantes se pueden utilizar para aumentar el calor del cuerpo por medio de la estimulación de la circulación; también existen aceites que ayudan a la dilatación y a la constricción de los vasos sanguíneos.

Todos sabemos los efectos cálidos de un baño caliente en una fría noche de invierno. Añadir aceites "térmicos", tales como canela, mejorana, jengibre o romero, puede incrementar sustancialmente el efecto, estimulando la circulación sanguínea. El esposo de una de mis estudiantes inglesas era un artista ambulante en las calles de Londres. Antes de salir a un día de trabajo en el húmedo clima inglés, se daba una frotada con aceite de pimienta negra. El decía que eso cambiaba su vida, ya que al parecer, el masaje caliente lo mantenía cálido todo el día y tocaba su violín con una nueva euforia.

Protección

La piel está protegida de la invasión bacteriana y de la absorción del agua, por el estrato córneo. El estrato graso también protege contra el agua y la pérdida de los fluidos del cuerpo. El contenido de melanina de la epidermis protege al cuerpo de la absorción de rayos ultravioleta e infrarrojos. La vitamina D se forma por la exposición a la luz solar, la cual nutre a los huesos. La piel está contínuamente expuesta a las bacterias, pero existen diversos medios para tratarlas. Si las defensas naturales de la piel fallan, se pueden presentar infecciones, furúnculos u otros desórdenes. Una de las formas mediante la cual la piel se protege a sí misma es a través de su manto ácido. La naturaleza ácida del fluido de la superficie exterior de la piel ayuda a neutralizar las bacterias. La grasa es bacteriostática, bactericida y fungicida; también lubrica la piel y ayuda a mantener intacta su superficie. El sudor también es bactericida cuando no se presenta en cantidades excesivas. Los aceites esenciales pueden colaborar en la función protectora, en virtud de sus propiedades antisépticas, bactericidas, antihongos y antiinflamatorias.

Absorción

Debido a que la piel está diseñada para prevenir la absorción de sustancias nocivas en el cuerpo, solamente ciertas sustancias pueden pasar a través de esta. El factor determinante es el tamaño molecular. Se piensa que las principales rutas para que las sustancias penetren, son a través de las aberturas de las glándulas sebáceas, de los folículos pilosos y de la piel misma (hasta cierto punto). Una de las razones principales de que los aceites esenciales puedan penetrar la piel, es su pequeño tamaño molecular. Sustancias tales como lanolina y aceite mineral, encontrados a menudo en los denominados productos de aromaterapia, tienen un tamaño molecular grande y por lo tanto no pueden ser absorbidos. Los masajes pueden ayudar a la absorción de los aceites esenciales. Es útil recordar que la piel no puede absorber mientras está excretando. Antes de la aplicación de los aceites se puede utilizar calor infrarrojo para ayudar a los poros a la absorción, de la misma manera que lo hacen las toallas calientes y los masajes en un tratamiento facial. El vapor caliente, el cual incrementa la perspiración de la piel, se debe evitar si los aceites esenciales se van a aplicar directamente más tarde. He notado con frecuencia que la aplicación de una justa cantidad de aceites esenciales, como en un masaje, por ejemplo, produce una tenue esencia de estos en el sudor o en la orina excretada unas pocas horas después del masaje.

Excreción y secreción

La excreción es la eliminación de productos de desecho a través de la piel; normalmente una cuarta parte de los productos de desecho del cuerpo y algún exceso de agua, son desechados de esta forma. La ineficiencia de esta función, establece una carga en los otros tres órganos de eliminación: los riñones, los pulmones y los intestinos. Por el contrario, si estos órganos no funcionan eficientemente, la piel se encarga de parte de su trabajo y esto puede dar origen a pieles congestionadas o edematosas, furúnculos, sarpullido y otros problemas de la piel. Una piel clara refleja sistemas del cuerpo relativamente limpios y cualquier tratamiento de la piel debe enfocar los desequilibrios de la piel en una forma holística, mirando el cuerpo y sus funciones como un todo.

La secreción se refiere a la producción de sustancias por las células y las glándulas de la piel. Un buen ejemplo es la grasa, la cual es producida por las glándulas grasas para mantener la flexibilidad de la piel. Los aceites esenciales pueden ser utilizados para ayudar a equilibrar la secreción de las glándulas; por ejemplo, la piel seca produce también poca grasa, mientras que la piel grasosa produce demasiada. También sabemos que los aceites esenciales pueden ayudar bastante en el equilibrio hormonal, lo cual tiene su efecto en la piel. Mi experiencia en el cuidado de la piel ha demostrado que la aplicación regular de aceites esenciales, definitivamente equilibra denuevo la piel en un período de tiempo, de forma que muchas personas tienen un marcado cambio en el tipo de piel. De hecho, algunos alcanzan la condición "normal" de la piel, lo cual difícilmente se puede encontrar en los adultos.

Sensación

La piel es la barrera entre el exterior y el interior, el mundo y nosotros mismos. Los nervios sensoriales de la piel nos permiten experimentar y responder al medio ambiente. La piel es el órgano del tacto, el cual es uno de los más poderosos e importantes de nuestros sentidos, emocional, psicológica y físicamente hablando. El tacto es muy importante para los aromaterapistas, y es a través del contacto con la piel que podemos entender mucho acerca del estado de equilibrio o desequilibrio del paciente es, de su temperatura, el estado de su sistema nervioso, los tejidos, los músculos, etc.

El estado emocional se refleja en la piel. Una piel en mal estado no representa necesariamente malos hábitos alimenticios, pero puede estar contando una historia de estrés, ansiedad, amores perdidos, crisis espiritual o cualquier otro problema. En tales casos, los aceites se pueden utilizar para ayudar a aliviar la enfermedad fundamental a nivel emocional, psicológico o espiritual. Por ejemplo, la rosa podría ser muy útil para una mujer que acaba de perder a su esposo. Su piel puede necesitar este aceite o puede que no, en cuyo caso podría dársele masajes con rosa y preparar otro aceite facial para que lo use en casa. También se podría agregar rosa al aceite facial o utilizarlo en un masaje facial, si esto no estuviera contraindicado debido a su condición facial.

Los receptores sensoriales de la piel responden al dolor, al tacto, a la presión y a la temperatura. Note cuales están localizados en la epidermis y cuales se encuentran más profundamente en la dermis. Estos receptores juegan un papel vital al conectarnos con el medio ambiente, permitiéndonos responder a este. Piense en cómo los masajes podrían activar estos receptores.

Un buen ejemplo es el de un paciente que vino a verme, aproximadamente seis semanas antes de su boda. Normalmente, ella tenía una piel bonita, pero durante las últimas semanas su piel se había vuelto muy sensible, llena de erupciones y manchada. Ella llevaba una buena dieta y una buena rutina para el cuidado de su piel, así que sospeché que el estrés era un factor importante. Escogí aceites para aliviar el estrés, tales como una lavanda calmante, rosa para el trastorno emocional y neroli para la ansiedad. Ella se sometió a tratamientos faciales cada semana y para cuando llegó la fecha de su boda, tenía una hermosa piel y estaba calmada y radiante.

Clasificación de los tipos de piel

Existe un método generalmente aceptado para la clasificación de la piel, de acuerdo al equilibrio de agua y a la grasa en los tejidos. Cada categoría representa un estado de desequilibrio; la piel perfecta o normal es difícil de encontrar. Los aceites esenciales se pueden utilizar para ayudar a corregir los desequilibrios particulares representados por los tipos de piel.

Piel normal

Pocos adultos tienen piel normal, la cual está equilibrada uniformemente en aceite y contenido de humedad. Esta es la piel de la prepubescencia o de la niñez, la cual es tersa, libre de manchas, firme, de textura fina, sin poros agrandados, no arrugada, suave y aterciopelada. Los otros tipos de piel se pueden considerar como desviaciones de este ideal y todos los métodos de rejuvenecimiento de la piel, son intentos de regresar la piel a este estado.

Piel seca

Este tipo de piel se caracteriza por una textura fina, sin poros aparentes y a menudo con arrugas o líneas superficiales. Si es extremadamente seca, se puede volver escamosa, puede ser sensible, puede picar y sentirse tensa y estirada después de que se lava. Este tipo de piel es con frecuencia la primera que envejece y necesita una constante reposición de humedad y aceite. Su principal causa es una producción inadecuada de grasa y la resultante incapacidad para atrapar la humedad de la superficie. La producción de grasa también disminuye con la edad, de forma que la piel se vuelve más seca con el tiempo. Otros factores que llevan a esta condición son el desequilibrio hormonal, el consumo inadecuado de vitamina C y de aceite en la dieta, un brusco tratamiento con jabón, astringentes, demasiado sol, calentamiento directo y condiciones climáticas secas.

El cuidado de la piel con aromaterapia es muy simple y está basado en la antigua rutina de purificación, tonificación y humedecimiento. Para la limpieza, utilice una loción suave, sin esencia, sin lanolina ni aceite mineral y con la menor cantidad posible de emulsificantes y preservantes. El aceite de almendras o de jojoba es un buen limpiador. Para la tonificación, utilice aguas florales simples o infusiones y después el aceite facial apropiado para su tipo de piel. Utilice un exfoliante y una mascarilla una o dos veces por semana.

Aceites esenciales

Los balanceadores, lavanda y geranio, pueden utilizarse para pieles grasosas, ya que se cree que ayudan a equilibrar la grasa y la producción hormonal en general. La manzanilla, la rosa, el neroli y el jazmín, son buenos para la sensibilidad, la irritación y la escamosidad que acompaña con frecuencia a la piel seca. La manzanilla, el perejil y la rosa también son útiles para los capilares. El benjuí y la caléndula son buenos para la piel ajada, para la piel expuesta al viento, para la piel agrietada, para la psoriasis, los eczemas y la dermatitis. El sándalo, la naranja y el pachulí, ayudan con los niveles de fluido y de grasa.

Aceites portadores

El aguacate, la almendra, el germen de trigo, la jojoba o la semilla de albaricoque son buenos aceites portadores para el tratamiento de la piel seca. Note que, como los aceites esenciales, los aceites portadores tienen diferentes propiedades y utilizar los aceites portadores correctos, hace la gran diferencia en sus mezclas faciales.

Tónicos faciales

Agua de rosa o infusión de manzanilla.

Mascarillas

Pulpa de aguacate o yema de huevo.

Cuidado de la piel seca

Masajee suavemente la mezcla de aceite facial escogida, aplique toallas calientes y deje que los aceites penetren bajo las toallas durante 20 minutos. Prepare sus aceites faciales con el uno al tres por ciento de aceite esencial. Para las personas con piel sensible, empiece con un porcentaje bajo y auméntelo a su medida. Esto se cumple particularmente con algunos de los aceites más fuertes como el romero.

Piel grasosa

Este tipo de piel generalmente es brillante, tiene los poros abiertos, puede tener un color amarillento o sombrío, tiene tendencia a las espinillas y se presenta por lo general en personas jóvenes. La piel es grasosa como resultado de la producción excesiva de grasa; no hay uniformidad en la textura y con frecuencia se presenta una excesiva acidez de la piel. Otros factores que contribuyen son una mala dieta, desórdenes metabólicos, desequilibrios hormonales, una insuficiente higiene de la piel o el uso de preparaciones bruscas, las cuales eliminan el aceite de la piel, causando una super producción.

Los aceites esenciales pueden ayudar a equilibrar la producción sebácea y también actúan como astringentes antisépticos y naturales. En la piel grasosa se puede utilizar el aceite portador adecuado, aunque esto puede parecer extraño. Recuerde, los aceites esenciales penetran la superficie y equilibran la piel de adentro hacia afuera. De esta forma, son diferentes desde las preparaciones, las cuales eliminan el aceite de la superficie o simplemente son antisépticos ásperos.

Uno de mis pacientes tenía historia de acné desde sus años de adolescencia. El cuidado de su piel había comprendido todos los productos usuales basados en alcohol, fuertemente antisépticos, especiales para adolescentes. También había ensayado con los antibióticos.

Tomé una tarde dándole un tratamiento facial, utilizando una loción natural purificadora suave, vapor con aceites esenciales, un masaje facial utilizando ylang-ylang, limón y menta y una simple máscara de lodo. Le di instrucciones para que realizara la rutina una vez a la semana y le di un tonificante y una loción facial, utilizando los mismos aceites, para aplicarla después de la limpieza de su cara dos veces al día con el limpiador suave —no con jabón—. Después de seis semanas, su piel estaba limpia y la única huella de su acné eran las cicatrices dejadas por sus años de sufrimiento por los tratamientos ineficaces.

Con este tipo de piel, es importante mantener los sistemas del cuerpo tan limpios como sea posible; así que el agua en abundancia, las frutas frescas y los vegetales son importantes, con menor énfasis en las carnes rojas, la comida rica en grasa, azúcar refinada, café, té y alcohol.

Aceites esenciales

La lavanda, el geranio y el ylang-ylang son balanceadores de la grasa. La bergamota, el limón y el junípero son antisépticos. El ciprés y el junípero son astringentes y ayudan a los niveles de fluido. El romero es un estimulante y un desintoxificador circulatorio. El pasto limón ayuda a los poros dilatados y a la pobre tonificación de la piel.

Se pueden utilizar muchos aceites, pero recuerde que para la aplicación facial, estos deben tener un olor agradable y no ser muy fuertes o irritantes. Con algunos de los aceites más fuertes, tales como el ciprés y el junípero, se puede empezar con una dilución del uno por ciento y aumentarla gradualmente.

Aceites portadores

Aceite de jojoba, de semilla de uva, de gérmen de trigo, el aceite de avellana, aceite de soya y de zanahoria.

Tonificantes

Agua de flores de naranja, hamamelis de Virginia, menta, lavanda o infusión de tomillo.

Mascarillas

Para este tipo de piel es importante llevar a cabo una limpieza profunda dos o tres veces a la semana. Utilice un exfoliante para estimular la circulación, remueva las toxinas y utilice regularmente una mascarilla facial. La mascarilla también ayuda a estimular la circulación y a la limpieza profunda de la piel. Las arcillas tales como el caolín y la tierra de batán conforman una buena base para esta mascarilla, la cual se puede mezclar con yogurt, pulpa de pepino y una gota de aceite esencial.

Piel combinada

Este tipo de piel es una mezcla de piel seca con zonas grasosas en las zonas "T", donde predominan las glándulas sebáceas, la frente, la nariz y la barbilla. Generalmente, es mejor tratar cada área por separado, utilizando los aceites y las mascarillas apropiados.

Aceites esenciales
El geranio y la lavanda se puede utilizar en ambas áreas y pueden ayudar a balancear este tipo de piel.

Las cuatro clasificaciones principales de la piel son normal, seca, grasosa y combinada, pero los siguientes son tipos adicionales de piel que se pueden encontrar:

Piel sensible

Más y más personas parecen tener sensibilidades y alergias de la piel, particularmente a los químicos y perfumes presentes en muchos productos para el cuidado de la piel. La mayoría de estas personas pueden usar los aceites esenciales sin problema, pero por favor haga una prueba zonal antes de utilizarlos en un área más grande e inclínese por las diluciones bajas. Este tipo de piel generalmente es muy fina y reacciona rápidamente al tacto, con enrojecimiento o sarpullidos. A menudo es propensa a eczemas y dermatitis. Con frecuencia, las personas con este tipo de piel son muy sensibles y sintonizados finamente física y emocionalmente.

Aceites esenciales
La manzanilla y la caléndula (aceite macerado) son antiinflamatorios, aliviantes, buenos para sarpullidos, enrojecimientos y eczema. La rosa es muy suave y tónica. El benjuí cura la piel irritada y es bueno para la dermatitis. Evite el jabón y la lanolina para este tipo de piel, debido a que pueden producir alguna reacción. Permanezca alejado también de los aceites que puedan ser muy estimulantes,

como el jengibre y los aceites cítricos. Esto se aplica para la piel de todo el cuerpo, no solamente de la cara. Empiece con un aceite esencial cada vez y pruebe la reacción de la piel antes de preparar una mezcla. Aparte de los cuatro mencionados anteriormente, se pueden utilizar otros aceites, siempre y cuando hayan sido probados individualmente.

Aceites portadores

Jojoba, semilla de albaricoque, almendra, gel de aloe vera.

Tonificantes

Agua de rosa, agua de Evian, infusión de manzanilla.

Mascarillas

Harina de avena pulverizada, mezclada con un poco de agua de rosas.

Piel edematosa

Este tipo de piel se caracteriza por un exceso de fluido, lo cual puede ser debido a un desequilibrio hormonal, a alteraciones metabólicas, a una pobre circulación o a un drenaje linfático pobre. Con frecuencia, la piel edematosa se siente fría al tacto y presenta hinchazón, particularmente alrededor de los ojos. Esta también se agrieta fácilmente y está propensa a los sabañones.

Aceites esenciales

El geranio, el ciprés, el hinojo y la lavanda son utilizados para el equilibrio hormonal y por sus cualidades diuréticas. El romero incrementa la circulación y reduce las toxinas.

Aceites portadores

Jojoba, semilla de uva, almendra.

Tonificantes

Infusión de hinojo o de romero, agua de Evian, agua de rosa.

Mascarillas

Pulpa de tomate o de fresas.

El masaje facial se debe practicar en la dirección de los nodos de la linfa para ayudar a drenar el exceso de fluído. El masaje linfático también puede practicarse, como se puede hacer un masaje de todo el cuerpo de forma regular.

Piel deshidratada

Este tipo de piel puede tener suficiente aceite, pero puede carecer de humedad. La textura de esta piel puede ser como cáscara de naranja muy fina, con picazón y escamosidad. La carencia de agua en los tejidos puede ser causada por una insuficiencia en la admisión de líquido, por un pobre funcionamiento linfático, por condiciones climáticas o dietéticas, por calentamiento directo o por la falta de grasa. Para este tipo de piel es muy importante tomar abundante agua.

Aceites esenciales

La manzanilla para la irritación. El neroli es aliviante y rejuvenecedor. El sándalo, el pachulí, el geranio, la naranja y el hinojo, ayudan a regular el equilibrio de los fluidos en el cuerpo. La palmarosa es un aceite hidratante.

Aceites portadores

Avellana, aguacate, jojoba, rocío de agua de Evian.

Tonificantes

Agua de flor de naranja, jugo de manzana.

Mascarillas

Pulpa de pepino, rodajas de pepino o yogurt y miel.

Piel madura o envejecida

Este tipo de piel es extra seca, carece de aceite y de humedad, desarrolla arrugas y líneas, especialmente alrededor de los ojos y de la boca; su envejecimiento prematuro puede ser causado por la exposición al sol, al viento y a condiciones climáticas bruscas.

Esta piel también pierde elasticidad y firmeza, con una reducción de la grasa subyacente y un aflojamiento de la piel. No es muy común en mujeres que sufren de sobrepeso, debido a que el exceso de grasa ayuda a sostener la piel. Una de las cosas que más me ha convencido de la eficacia de los aceites esenciales en el rejuvenecimiento de la piel es la apariencia juvenil y la piel suave de las "grandes damas" de la aromaterapia que he conocido. Todas ellas tienen una piel que se ve años más joven de lo que se podría esperar. Sus pieles son claras, con pocas arrugas y una hermosa textura. Estoy segura de que ninguna de ellas ha tenido una cirugía facial.

Una de mis colegas, una enfermera, reporta un gran éxito en la curación de quemaduras de radiación inducidas por tratamientos para el cáncer, utilizando aceites esenciales, tales como neroli y lavanda. Esto confirma las cualidades regenerativas de los aceites.

Aceites esenciales

Incienso, neroli y lavanda. Todos ellos son conocidos como aceites citofilácticos; estos estimulan la producción de nuevas células en el estrato basal. También son llamados aceites rejuvenecedores. La salvia silvestre, el ciprés y el hinojo son estrógenos vegetales, los cuales ayudan durante la menopausia. El geranio es un balanceador general para la piel desequilibrada. El benjuí, el jazmín y la mirra, alivian la piel áspera, ajada y seca. La mirra también es rejuvenecedora. El limón es bueno para las arrugas. La rosa es un tónico suave para reafirmar la textura de la piel y, junto con la manzanilla, es buena para los capilares.

Aceites portadores

Aguacate, jojoba, germen de trigo, almendra, borraja, zanahoria, primavera nocturna, melocotón o semilla de almendra.

Tonificantes

Agua de rosa, rocío de agua de Evian, lavanda o infusión de rosa.

Mascarillas

Pulpa de aguacate y miel, mezcladas con almendras molidas finamente. El yogurt para piel arrugada y cuellos deslustrados y opacos.

Acné

Este es más complicado que la piel grasosa, y a menudo se aprecia en las personas jóvenes donde la causa del desequilibrio de la piel puede crear los desequilibrios hormonales. También he visto acné en las mujeres que están en sus treintas, probablemente debido a que sus hormonas están empezando a cambiar. Algunas mujeres también sufren de acné premenstrual debido al desequilibrio hormonal.

El acné común se caracteriza por la piel grasosa, causada por el aumento de producción de grasa. El color de la piel generalmente es cetrino, a menudo con espinillas, pápulas y pústulas. Puede afectar la cara, el pecho, la espalda y los hombros o puede presentarse solamente en una de estas áreas. El color de las espinillas se produce debido a la obstrucción del folículo piloso por un tapón o queratina, el cual es oscurecido por el pigmento melanina. Algunas veces se presenta una infección de estafilococos secundaria y se forman granos e inflamación alrededor de la espinilla.

Esta infección puede afectar las glándulas sebáceas y se puede establecer una condición profundamente arraigada. El acné extenso puede causar cicatrización profunda y, si se quiere evitar, se debe tratar y controlar prontamente la propagación de las pústulas. Con frecuencia, el acné desaparece con la edad, pero se puede hacer mucho para minimizar su propagación.

Aceites esenciales

El pasto limón es un astringente bueno para abrir los poros. El limón y la bergamota son antisépticos y astringentes. La lavanda es un buen balanceador de la grasa, es antiséptico y citofiláctico. La zanahoria tiene buen contenido de vitamina A. La manzanilla es un agente antiinflamatorio. La madera de cedro es antiséptica y ligeramente astringente. La salvia silvestre y el incienso son regeneradores de las células. El ciprés es astringente y tónico. El geranio es tónico, revitalizador y balanceador de la grasa. El junípero es un descongestionante y un desintoxicador. El neroli es citofiláctico y aliviante. La menta es descongestionante. El romero es antiséptico y descongestionante. El árbol de té ayuda al sistema inmunológico.

Los aceites se deben escoger de acuerdo a lo que se está tratando de lograr. Al comienzo, se debe utilizar aceites antisépticos, antiinflamatorios y astringentes. Cuando los granos se estén limpiando, se debe cambiar a aceites regenerativos y equilibrantes e introducir portadores, tales como el germen de trigo para ayudar a la cicatrización y a la generación de nuevas células.

La limpieza es extremadamente importante cuando se tiene acné y es mejor una loción limpiadora natural y suave. Los limpiadores fuertes y el jabón pueden hacer empeorar la piel, eliminando todo el aceite natural y estimulando la piel para que produzca más y más grasa.

La piel debe limpiarse dos o tres veces al día. Si los granos no están infectados, se puede utilizar un exfoliante suave. Los masajes se deben efectuar mínimamente. Las compresas de algunos de los aceites enunciados anteriormente son aliviadores y útiles, dependiendo de lo que se esté tratando de hacer.

Aceites portadores

Jojoba, germen de trigo (para que la vitamina E ayude a la cicatrización), almendra, primavera nocturna, semilla de borraja. Se pueden añadir aceites a una loción vegetal suave, la cual se puede conseguir en una tienda de la salud.

Tonificadores

Vinagre de sidra diluido, tónico de lavanda-bergamota, rocío de agua de Evian (la piel todavía necesita humedad), hamamelis de Virginia.

Mascarillas

Caolín o tierra de batán, mezclada con un poco de infusión herbal (ver piel grasosa), agua de repollo o uvas pulverizadas. También se le puede añadir una gota de aceite esencial de su preferencia.

La dieta es especialmente importante y las vitaminas A y E pueden ser muy útiles. También puede ayudar un masaje corporal completo con aceites desintoxicadores tales como hinojo, romero o junípero, al igual que aire puro en abundancia, ejercicio y sol moderado. La angustia emocional que causa esta condición también debe ser dirigida, para lo cual pueden servir aceites relajantes, tales como lavanda. Estos aceites también pueden ser utilizados en el baño.

Eczema

Esta es una de las condiciones más angustiosas y aunque estoy segura de que mi propio y duradero eczema fue curado por los aceites esenciales, éste es muy difícil de tratar, debido a que existen muchos factores individuales que se deben considerar. El eczema se caracteriza por un área roja que pica y que presenta vejiguillas en forma de alfiler, la cual evoluciona a parches secos y escamosos, algunas veces "llorosos". Este afecta la epidermis y las capas superiores de la dermis y puede ser causado por el contacto con un alergénico externo o un estímulo interno a través de la corriente sanguínea. Las alergias, la fiebre del heno y el asma, parecen estar ligadas a este; esta combinación de condiciones parecen darse en las familias. Usualmente está relacionado con pieles sensibles y a menudo con el estrés.

Yo sufrí de eczema durante casi 25 años y ensayé la cortisona, dietas, vitaminas y cualquier otra cosa que pudiera ayudar. En ocasiones, mis piernas se ponían tan mal que tenía que vendármelas. Las erupciones generalmente estaban relacionadas con períodos estresantes y particularmente emocionales en mi vida y me desesperaba por liberarme de esa aflicción.

Después de utilizar aceites esenciales por largo tiempo, finalmente lo derroté y durante los últimos cinco años, no he sufrido de esa enfermedad. Creo que los aceites actuaron en diferentes niveles. Me ayudó aplicarlos de forma local y parece que tratar el estrés física y emocionalmente también me ayudó; ya no tengo los cambios de estado de ánimo que solía tener.

Recientemente, fui objeto de un artículo en un periódico local, el cual mencionaba mi éxito con el eczema. Este produjo una avalancha de cartas de personas que sufrían de esta miserable condición, de las cuales se destacaba un caso particular.

Este hombre había sufrido durante 50 años, había ensayado de todo, había participado en investigaciones universitarias, había viajado por todas partes buscando ayuda sin ninguna solución. El tenía un trabajo en el que tenía que tratar con gente sabía de su condición, lo cual le creaba un estrés adicional. También sufría de muchas alergias. Empezó utilizando varios aceites esenciales en una loción suave, sin esencias y de base vegetal y por primera vez su condición empezó a aclararse. Utilizó los aceites para ayudar a controlar el estrés y esto le ayudó a romper el círculo vicioso en el que había estado atrapado durante tanto tiempo.

Aceites esenciales

La manzanilla para reducir la inflamación. El geranio y la lavanda son balanceadores, calmantes, buenos para para el tipo seco de eczema. La bergamota y el junípero son antisépticos, astringentes y buenos para el tipo "lloroso" (no lo utilice directamente sobre la piel; úselo diluido en el baño). El benjuí alivia áreas en carne viva, causadas al rascarse. La mirra es muy curativa, buena para el tipo de eczema "lloroso". Los aceites desintoxicadores y la dieta también pueden ayudar. Algunas personas creen ciegamente en el aceite de primavera nocturna.

Estos aceites pueden mezclarse en una sola loción. Generalmente, no utilizo aceites portadores en los eczemas, exceptuando la caléndula. Los aceites también se pueden utilizar en compresas o en el baño. Se debe practicar una prueba zonal antes de utilizarlos en un área extensa y se debe asegurar de averiguar sobre cualquier alergia antes de utilizar cualquiera. Yo evitaría utilizar aceites que estén relacionados con cualquier cosa a la que la persona sea alérgica. Se deben observar los problemas emocionales fundamentales o los factores de estrés que puedan acompañar un brote particular y utilizar aceites para aliviarlo, así sea solamente en un quemador. La piel puede empeorar o volverse seca y escamosa antes de que empiece a mejorar, lo cual puede ser difícil de aceptar para las personas que han estado utilizando cortisona o algún otro medicamento de acción rápida. Esto debe entenderse muy bien: no existe una cura rápida o fácil para esta condición, aunque la loción Piel Problema y la Crema E Especial de Shirley Price, mantiene su reputación por solucionar considerablemente el problema.

Recetas para cremas naturales, tonificadores y exfoliantes

Loción limpiadora básica

50 cc de hamamelis de Virginia (se puede utilizar agua de rosas para piel seca)

10 cc de glicerina vegetal

40 cc de infusión herbal

un pellizco de bórax

Disuelva el bórax en la infusión herbal y mezcle con los otros ingredientes. Añada unas pocas gotas de aceite esencial, si se desea. Manténgala en una botella tapada en el refrigerador.

Una buena crema portadora básica

Su textura es más pesada que las cremas que se compran en la tienda, pero se licúa al contacto con la piel.

3 cucharaditas de cera de abejas

3 cucharaditas de manteca de cacao

½ taza de aceite de almendras

½ taza de aceite de aguacate, de jojoba o de girasol

3 cucharadas de agua de rosa

Caliente las ceras y la manteca de cacao encima de un quemador doble y añada los aceites vegetales. Caliente el agua de rosa por separado y añádala gota a gota al aceite, revolviendo constantemente. Apártelo del calor y revuelva ocasionalmente hasta que se enfríe. Añada aceites esenciales como se desee.

Crema limpiadora (receta de Galen)

1 ½ cucharada de cera de abejas

1 cucharada de manteca de cacao

4 cucharadas de aceite de almendras

6 cucharadas de agua de rosas

½ cucharada de bórax

Aceite esencial de rosa (o cualquier otro que se escoja)

Caliente el agua de rosa con el bórax, de forma que éste se disuelva. Derrita las ceras y los aceites juntos en un quemador doble. Cuando estén completamente derretidas y mezcladas, retire ambos recipientes del calor y añada el agua de rosa lentamente, revolviendo contínuamente hasta que la mezcla se enfríe. Agregue entonces el aceite esencial y viértalo en un frasco, manteniéndola fría.

Infusiones herbales para usar como simples tonificadores

Caléndula para pieles sensibles, flor de sauco para piel seca, flores de tilo para la piel envejecida y las arrugas y milhojas para la piel grasosa. Agregue una cucharada de hierba a 1/2 pinta de agua hirviendo y deje que se enfríe durante una hora. Cuélela y embotéllela. Manténgala refrigerada.

Tonificador de lavanda y bergamota para piel grasosa y acné

100 ml de hamamelis de Virginia

200 ml de agua de flor de naranja

3 cucharaditas de vodka (para disolver los aceites)

3 gotas de cada aceite, de bergamota y de lavanda

Añada los aceites esenciales al vodka antes de agregarlo al agua y a la hamamelis de Virginia. Agite bien antes de usar.

Se pueden preparar tonificadores para otros tipos de piel, añadiendo 6 gotas de los aceites esenciales apropiados a 3 cucharaditas de vodka y ½ pinta de agua de rosa o de agua destilada.

Exfoliantes

Prepare una mezcla de:

1-2 cucharaditas de lavanda molida o de pétalos de rosa

⅓ de taza de almendras molidas

⅓ de taza de harina de avena molida

⅓ de taza de harina de maíz fina o de salvado

2-3 gotas de aceite esencial de limón

Coloque en un frasco limpio. Humedezca una pequeña cantidad en la palma de la mano, frótela en la piel y enjuague bien.

Podría recolectar frascos, ingredientes y recetas para los cosméticos naturales. Ensayando las diferentes recetas, eventualmente se puede terminar con un buen rango propio para todos los tipos de piel. Puedo garantizar, si se acostumbra a las texturas, que estas cremas y tonificadores harán mucho más por su piel, que cualquiera en el mercado comercial y habrá gente preguntándole por estas. Ponerlas en frascos bonitos y diseñar una marca bonita, los hará más agradables de usar. Trate de sacar las cremas de los frascos con una espátula y utilice los tonificadores en cuadros de algodón húmedos. Aplique las mascarillas con un cepillo grande y retírelas con toallas o trapos calientes. También se puede utilizar una esponja natural. Recuerde que los cosméticos no tienen preservantes, así que tienen una vida útil corta. Prepárelos en pequeñas tandas y manténgalos refrigerados.

Por favor, no se deje embaucar por los caros productos de aromaterapia para el cuidado de la piel del mercado. Usted no los necesita y todos los aromaterapistas experimentados que conozco, terminan utilizando sus propias mezclas de aceites esenciales. Estas son mucho más efectivas y vivas que cualquiera de las que se puedan comprar. Si está haciendo tratamientos para otras personas, ¿quiénes pueden resistirse a una mezcla preparada especialmente para ellas? Cuando tenía mi clínica, descubrí que la gente adoraba los tratamientos faciales naturales personalizados y estaban mucho más complacidos con su propia botellita de color café de aceite mezclado para el cliente, que con cualquier producto comercial costoso que les hubiera podido ofrecer.

8

Embrocación

En la tradición de la aromaterapia holística que estamos estudiando, el masaje es el método principal de aplicación de los aceites esenciales. Esto no se cumple para todas las escuelas de pensamiento de aromaterapia: la tradición médica francesa, el estudio químico de los aceites, la perfumería, o la tradición espiritual/meditativa.

La aplicación manual de los aceites esenciales, la dependencia en su absorción cutánea y las técnicas particulares de los masajes de la aromaterapia, todos empezaron con Madame Maury. Ella no estaba conforme con la administración oral de las esencias, y al descubrir que la inhalación del aceite tenía efectos limitados y de corta duración, se dedicó a encontrar una nueva forma. Ella escribió:

> Lo que queríamos era rejuvenecimiento, la regeneración del individuo. Estábamos buscando una forma

efectiva que fuera completamente inofensiva. Teníamos que encontrar un método, capaz tanto de influenciar los espasmos musculares, como la calidad y el aspecto de la piel y los tejidos y de lograr un mejor funcionamiento y una normalización del ritmo del individuo... Si pudiéramos lograr que la materia odorífera penetrara directamente a través de la piel, en los espacios extracelulares y de esta forma en los líquidos orgánicos en los que se bañan las células; si pudiéramos difundir esta materia fluida en un tiempo razonable y a un ritmo razonable, sería posible establecer un nuevo tratamiento y encontrar una nueva forma.[1]

Esto fue exactamente lo que ella hizo de manera exitosa. Después se fue a Inglaterra y empezó a enseñar. Su técnica de masaje se ha convertido en el patrón enseñado en los cursos de aromaterapia en todo el mundo. Esta es la forma básica enseñada por profesores ingleses tales como Patricia Davis, Shirley Price y Madame Arcier, quien fue entrenada directamente por Madame Maury.

El masaje de aromaterapia es una técnica muy suave que incorpora elementos del masaje sueco, de polaridad, trabajo linfático, acupresión, reflexología y trabajo con energías sutiles. Los masajes intensos o los golpes suecos más vigorosos, son muy estimulantes cuando se practican con los aceites esenciales. Cuando se tiene un profundo conocimiento de la aromaterapia, se puede empezar a utilizar los aceites con una variedad de técnicas terapéuticas. Sin embargo, Robert Tisserand[2] hizo una importante anotación cuando escribió: "Los aceites esenciales apropiados y el masaje equivocado o el masaje correcto y los aceites esenciales equivocados, no darán resultados positivos".

He descubierto que muchos de los estudiantes que son terapistas del masaje, han incorporado aceites esenciales en el estilo de trabajo que ya practican. Siempre insisto en que ellos consideren cuidadosamente el tipo de masaje que están practicando y sus propósitos.

Agregar aceites esenciales —los cuales generalmente incrementan la circulación— al trabajo corporal, el cual es muy profundo o incrementa la circulación sustancialmente, puede ser muy estimulante para el cuerpo. No podemos olvidar que en el masaje de aromaterapia, los aceites están llevando a cabo una gran cantidad de trabajo terapéutico. Ellos no son adicionados solamente por su esencia agradable.

De tal modo que, no es suficiente aplicar desordenadamente los aceites esenciales; es necesario una verdadera comprensión de los aceites, un conocimiento de sus efectos sobre el cuerpo y de los objetivos del tratamiento de la aromaterapia. Algunos de los que están leyendo este libro pueden ser terapistas del masaje o tener algún entrenamiento en masajes. Si no se tiene experiencia, en algún momento se necesitará adquirir algún entrenamiento práctico, debido a que este enfoque hacia la aromaterapia se centra en el uso del masaje en el tratamiento.

Las técnicas de diagnóstico utilizadas con la aromaterapia incluyen la reflexología, la iridología y la prueba de los músculos. Algunos facultativos también emplean la vara de zahorí y, si están entrenados en herbalismo, homeopatía o medicina oriental, utilizan muchas otras habilidades, tales como el análisis de la lengua o la orina. Debemos recordar siempre, que no somos médicos y que no podemos diagnosticar o prescribir.

Efectos y beneficios del masaje

Combinar los aceites esenciales con masajes, nos da un doble beneficio: el poder curativo del tacto y del masaje y la energía de la planta de los aceites esenciales. En esta sección discutiremos los beneficios del masaje, y en la próxima examinaremos cómo los aceites penetran la piel e influencian el cuerpo desde el interior.

Dos de los beneficios más obvios del masaje son el poder curativo del tacto y el intercambio de energía que tiene lugar entre el terapista y el paciente. Sabemos que tocar es una necesidad básica y que los bebés que no son tocados se enferman y mueren. Desafortunadamente, en nuestra cultura el tacto y el olfato son sentidos perdidos, aunque en la antigua Grecia era reconocido el valor del masaje. La palabra en sí, es una palabra griega que significa "amasar"; Hipócrates decía: "...es necesario frotar el hombro moderada y uniformemente con manos suaves. El médico debe tener experiencia en muchas cosas, pero indispensablemente también en frotar". Algunos beneficios físicos bien conocidos del masaje, son:

- Incremento de la circulación hacia los tejidos del cuerpo. Este lleva sangre fresca y nutrientes y arrastra productos de desecho. Los aceites esenciales también son transportados por la corriente sanguínea a las áreas del cuerpo donde se necesitan. El masaje en dirección hacia el corazón ayuda al flujo venoso.

- Relajación de músculos tensos. Estos pueden estar tensos debido a la falta de uso o al uso excesivo y los masajes utilizando las técnicas y los aceites escogidos para trabajar específicamente en los músculos pueden ser de gran ayuda. También es cierto que los músculos frecuentemente retienen emociones que hemos almacenado allí y el masaje, la tranquilidad del tacto de un terapista y una selección y el uso sensible de los aceites destinados a trabajar a este nivel, pueden contribuir muchísimo a liberar y equilibrar estas emociones. La rosa y el geranio podría ser una buena combinación para el equilibrio emocional. El uso de este aceite mediante diversas técnicas más el trabajo sobre el chakra del corazón, ha llevado a algunas liberaciones emocionales muy poderosas. Los hombres que temen mostrar sus emociones, a menudo se sorprenden con el poder de la rosa. Una mezcla de mejorana, lavanda, romero y una gota de jengibre, es buena para relajar y para calentar los músculos.

- Purificación del sistema y liberación de toxinas. Para que los aceites sean eficientemente absorbidos por el cuerpo, la piel y los tejidos deben estar tan libres de toxinas y de congestión como sea posible. Algunos facultativos exigen que todos sus clientes se sometan a un régimen de purificación antes de empezar un tratamiento serio con los aceites. También se pueden crear mezclas que ayuden con la purificación y la desintoxicación del cuerpo. El junípero, el romero y el limón, es una buena mezcla para esto. Mis clientes me cuentan frecuentemente que después de usar una de estas mezclas, el cuarto más visitado durante las siguientes 24 horas, es el baño. ¡Algunas veces, tienen que ir inclusive durante el masaje! Yo los animo a que tomen tanta agua como les sea posible después del tratamiento.

- Aliviador del dolor en un área particular. Los aceites analgésicos tales como la mejorana y la lavanda ayudan a esto. Sabemos que los eliminadores naturales del dolor, tales como las endorfinas, que son liberadas mediante la acupuntura, también pueden ser liberadas mediante el masaje.

- Mejoramiento del fluido linfático del cuerpo. Las técnicas del masaje específico han sido desarrolladas para trabajar en el sistema linfático. El fluido excesivo se puede controlar y, de esta forma, podemos aliviar el estrés sobre los riñones y otros órganos de eliminación. Se pueden añadir aceites diuréticos tales como el geranio al aceite del masaje, para hacer más efectivo nuestro trabajo linfático. También sabemos que el sistema inmunológico depende del sistema linfático para su eficiente funcionamiento. Ya que el sistema linfático no tiene bombeo, este depende del movimiento muscular para su flujo eficiente. Muchas personas que tienen estilos de vida sedentarios, tienen sistemas inmunológicos muy lentos y un masaje regular puede ser de gran ayuda para hacer que estos funcionen más eficientemente. Esto se puede aumentar en el masaje de aromaterapia, utilizando aceites para aumentar la inmunidad, tales como el árbol de té y el eucalipto.

- Hacer que el cliente se concientice de su cuerpo. Los aceites de fundamentación, tales como el pachulí, el sándalo y el vetiver, son muy útiles si se considera que este es un nivel apropiado para trabajar. De otro lado, se pueden utilizar aceites de fundamentación en los pies. Algunas veces, ciertas áreas específicas parecen "muertas", como por ejemplo cuando la región baja de la espalda permanece fría. Los aceites calentadores tales como el jengibre, el romero y la pimienta negra, pueden ser utilizados en forma diluida en esas áreas específicas.

Un número creciente de terapistas trabajan en los sistemas energéticos del cuerpo, al igual que trabajan con el sistema meridiano, los chakras u otros elementos, tales como el aura. Aunque estos no son físicos, se pueden aplicar aceites de una manera vibracional y se pueden utilizar con cristal, con color, con sonido, etc.

Para muchas personas, el masaje es una forma de relajar y manejar el estrés y sabemos que este facilita la liberación de ciertas sustancias químicas y la relajación general del sistema nervioso. Las técnicas utilizadas en el masaje de aromaterapia están diseñadas para que sean relajantes más que estimulantes y se pueden crear maravillosas mezclas sedantes que contienen aceites que relajan específicamente el sistema nervioso, tales como la de lavanda, sándalo y salvia silvestre.

El masaje siempre implica el compartimiento de energías entre dos personas. Si el terapista logra este estado, esto sucede tanto en el nivel emocional como en el físico. Cuando se utilizan los aceites esenciales, el terapista también está influenciado por ellos; esto crea un vínculo adicional entre las dos partes. A menudo se encontrará que los clientes que se atraen en un tiempo particular, repercutirán en asuntos que se están trabajando en la vida propia. Cuando se trabaja con aceites, se debe descansar media hora entre cada paciente, ¡de lo contrario terminará totalmente extenuado al finalizar el día de trabajo!

Recuerdo especialmente un día agitado cuando no seguí esta regla y durante mi último masaje estallé en una risa incontrolable. Mi cliente empezó a reir también y tuvimos que abandonar la sesión y reprogramarla para el día siguiente. Recordando el viejo refrán que dice que la risa es la mejor medicina, ¡talvez eso era precisamente lo que ella necesitaba!

También debemos recordar que al trabajar en ciertas áreas del cuerpo, tales como las manos y los pies en la reflexología, el trabajo intenso y cuidadoso a lo largo de la espina dorsal, utilizando los dermatomas y trabajando a lo largo de los principales meridianos, estamos afectando indirectamente los órganos y los sistemas principales del cuerpo. El masaje de aromaterapia incorpora este tipo de trabajo. Los aceites que corresponden a órganos o a sistemas del cuerpo, pueden ser utilizados en zonas específicas o meridianos para realzar el efecto del masaje. Por ejemplo, el romero y la rosa se pueden utilizar en el área del hígado del pie en un tratamiento de reflexología. Muchos clientes sienten que la energía se mueve desde el área del pie hasta el área correspondiente del cuerpo. Parece tomar la forma de una pequeña punzada o incluso de un estallido de energía moviéndose en la zona de reflejo.

Finalmente, debemos considerar los beneficios de la auto-nutrición y el auto-masaje para el terapista. Suministrar a alguien un buen masaje, depende de si se está claro, enfocado, equilibrado y alimentado. Todos los aromaterapistas deben tomarse un tiempo para tratarse a sí mismos, y eso incluye vivir y trabajar con los aceites diariamente.

Contraindicaciones del masaje

A pesar de los maravillosos beneficios enumerados anteriormente, no masajee a alguien que haya tenido una cirugía reciente, que tenga cáncer, que esté recibiendo quimioterapia, que tenga fiebre o infección, que tenga una historia de trombosis, huesos rotos que no hayan sanado completamente, quemaduras severas, desórdenes de la piel o acné extremo. Si su cliente está embarazada, no masajee su estómago. Revise también cualquier contraindicación para el uso de ciertos aceites.

¿Cómo puede ser efectiva la aplicación cutánea?

Muchas personas se preguntarán cómo la aplicación de los aceites en un masaje pueden hacer algún bien. ¿Seguramente la mejor forma es tragarlos? Veamos más detalladamente cómo estos penetran la piel y entran a la corriente sanguínea.

La piel es el órgano más grande del cuerpo y es uno de los órganos de eliminación más importante. El estado de nuestra piel nos dice mucho acerca del estado de nuestro cuerpo: si las toxinas y los productos de desecho están siendo eliminados eficientemente, si el equilibrio de los fluidos es correcto, si nuestras glándulas están funcionando eficientemente, si estamos procesando el alimento que tomamos, cómo está funcionando nuestra circulación, nuestro estado mental y emocional, etc. Antes de que empecemos a trabajar con los aceites, una rápido examen de la piel nos da una idea acerca del estado de los sistemas del cuerpo. Como se mencionó anteriormente, aplicar los aceites a una piel muy congestionada es terapéuticamente menos efectivo y la absorción del cuerpo es mucho más lenta. Lo mismo sucede en las personas que son demasiado obesas.

Si se intenta utilizar los aceites terapéuticamente en un cliente y se observan indicios de toxicidad en el cuerpo, se debe sugerir una dieta de frutas durante dos o tres días antes del masaje. Se le debe explicar al cliente que esto hará que el cuerpo utilice los aceites más eficiente y efectivamente.

He notado que a medida que las personas utilizan los aceites por un largo periodo de tiempo, se vuelven más sensibles a ellos y se requiere menos aceite esencial para lograr un resultado deseado. Esto probablemente se debe a que sus sistemas corporales están mucho más limpios, más balanceados y son más eficientes después de utilizar los aceites regularmente.

Otra función de la piel es la de servir como una cubierta protectora exterior, lo cual es importante si se deben mantener alejadas ciertas sustancias nocivas. Sin embargo, la piel es semipermeable, lo cual significa que ciertas sustancias de pequeño tamaño molecular pueden atravesarla. Sustancias tales como la lanolina, tienen moléculas grandes y se quedan en la piel, actuando como una barrera. Esto hace que la lanolina sea una buena crema protectora, pero no para utilizarla en aromaterapia, donde lo que se desea es que los aceites esenciales puedan penetrar. Aceites vegetales como el de semilla de uva, de almendras, de girasol y de jojoba (una cera vegetal) son mucho mejores aceites portadores.

Las moléculas de los aceites esenciales son lo suficientemente pequeñas para penetrar en la piel, lo cual nos permite utilizarlos externamente para lograr los efectos internos. También se disuelven en aceite, de manera que la grasa de la piel ayuda a disolverlos aún más, haciendo más fácil su penetración. La aplicación de una fuente tenue de calor o de fricción manual al área, ayudará a abrir los poros y a aumentar la circulación. Sin embargo, cuando la piel está perspirando abundantemente como en un sauna, esta no absorbe.

Cuando hemos diluido el aceite esencial en un aceite portador y lo hemos aplicado a una piel muy porosa, las moléculas de aceite son absorbidas y pasan a través del fluido que rodea a cada célula. De allí, atraviesan las delgadas paredes de los capilares y los pequeños ductos linfáticos, los cuales se encuentran bajo la superficie. Así, los sistemas circulatorio y linfático recogen los aceites y los llevan por todo el cuerpo. Se estima que los aceites tardan entre diez y veinte minutos en llegar a la corriente sanguínea, pero hasta que no transcurran las tres o seis horas necesarias para que sean completamente absorbidos por el cuerpo, ningún sobrante sale a la orina después de dos a seis horas. Por esta razón, es mejor no tomar un baño o una ducha antes de que transcurran seis horas después de un masaje de aromaterapia, así que pídale a sus clientes que tomen una ducha antes de aplicar los aceites.

Madame Maury escribió sobre la absorción de los aceites esenciales a través de la piel:

> Por lo tanto, era posible alcanzar este líquido extracelular (esto representa el 27 por ciento de la masa de nuestro cuerpo, sin contar otros líquidos biológicos), lo cual se podía dar en una piel saludable y receptiva. Esta difusión toma lugar en intercambios entre los líquidos extracelular y lagunar y la sangre y entre la linfa y los tejidos. Los elementos introducidos son llevados por los líquidos hacia los órganos y son retenidos selectivamente por estos últimos.[3]

Para verificar esta última frase de la cita anterior, se inyectaron algunos ratones con romero y cuando se les practicó la disección, se encontró una alta concentración de romero en el hígado, como se esperaba. La rosa parece afectar el útero, la manzanilla el sistema digestivo y el romero y la lavanda el sistema nervioso. A medida que estudie, tome nota de la afinidad específica de ciertos aceites con ciertas áreas del cuerpo. En mis clases, a menudo hago que los estudiantes huelan un aceite y traten de acertar la parte del cuerpo que éste afecta. Ellos identifican correctamente nueve de diez veces el órgano o el sistema del cuerpo para el cual el aceite tiene afinidad.

Cuando los aceites se aplican en las cantidades correctas, el cuerpo acepta lo que necesita y rechaza el exceso, el cual es excretado a través de la respiración, la perspiración, la orina o el excremento. Diferentes aceites son eliminados a través de diferentes rutas; la mayor parte del aceite de ajo, se elimina a través de los pulmones, mientras que el sándalo es eliminado a través de la orina. Si un aceite se utiliza en forma indebida, puede causar envenenamiento y dañar el hígado de forma irreversible o cualquier otro órgano, de forma que puede ser fatal.

Mucha gente defiende el uso oral de los aceites, particularmente los médicos franceses, quienes los prescriben en cápsulas. La palabra clave aquí es médicos. Ninguna de las dos asociaciones independientes británicas estimulan el uso interno; existen estudios que demuestran el daño que producen los aceites esenciales al revestimiento del estómago, cuando se toman de manera incorrecta o en cantidades excesivas. De otro lado, a menos que se sea médico, es ilegal prescribir aceites de esta forma.

Aplicar los aceites en la piel, también es una forma más eficiente de tener los aceites dentro del cuerpo. En una emergencia, masajear a alguien cada 15 minutos, le puede permitir obtener una mayor cantidad de aceites en el cuerpo de lo que sería tolerable vía oral. En una dosis normal, los dos sistemas distribuyen casi la misma cantidad de aceites esenciales en el sistema: tres gotas.

Preparando el aceite básico para el masaje

La proporción normal de aceite esencial y aceite portador en los aceites para masajes es entre uno y medio y tres por ciento. Esto significa que se agregan de nueve a dieciocho gotas del aceite esencial a cada onza de aceite portador. Si se quiere preparar una cantidad más pequeña, se puede agregar tres gotas de aceite esencial a una cucharadita de aceite portador.

Los aceites portadores que más me gustan para un masaje general, son los de salvado de arroz, de alazor, de semilla de uva o de jojoba, aunque la jojoba se ha vuelto muy costosa. Si quiero enriquecer mi aceite básico, adiciono hasta un diez por ciento de aceite de aguacate, el cual ayuda a la penetración, de germen de trigo, el cual adiciona vitamina E y ayuda a prevenir la oxidación, o de almendras, un buen aceite para un masaje facial.

Aquí se dan algunas recetas de aceites para masajes, los cuales encuentro particularmente útiles, aunque como aromaterapista profesional, se debe estar creando mezclas individuales para los clientes.

Dolores musculares y masajes deportivos: Lavanda, salvia silvestre, mejorana, limón, jengibre, pimienta negra, romero.

Articulaciones: Limón, romero, mejorana, junípero.

Desintoxicación: Junípero, limón, geranio, romero, ciprés.

Trabajo linfático: Ciprés, junípero, geranio, romero, árbol de té, eucalipto, limón, tomillo, para mejorar la inmunización.

Calma emocional: Rosa, geranio, lavanda, neroli, ylang-ylang, sándalo, manzanilla.

Masaje sedante: Lavanda, salvia silvestre, mejorana, ylang-ylang, sándalo, neroli, vetiver.

Estimulante: Menta (en pequeñas cantidades), romero, junípero, albahaca, pimienta negra, jengibre, canela, limón.

Afrodisiaco: Vetiver, sándalo, pachulí, ylang-ylang, rosa, jazmín, canela, jengibre, salvia silvestre.

En el mercado existen muchos aceites para masajes mezclados, los cuales son buenos para empezar. Sin embargo, lo animo a que experimente con las mezclas creadas por sí mismo, y una vez esté trabajando con los clientes, a que mezcle de manera individual siempre que sea posible. Esto es el corazón y el alma de la práctica de la aromaterapia.

Concluyendo este capítulo, sugiero que consiga el libro de Shirley Price[4]; este contiene una explicación detallada de un masaje de aromaterapia, con diagramas que lo guiarán. Aunque no es un entrenamiento completo sobre el masaje de aromaterapia, le dará algunas cosas para empezar a trabajar en éste.

Notas de pie

1. Maury, M. *Marguerite Maury's Guide to Aromatherapy: The Secret of Life and Youth.* Saffron Walden, Inglaterra: C. W. Daniel, 1989.

2. Tisserand, R. *The Art of Aromatherapy.* Saffron Walden, Inglaterra: C. W. Daniel, 1977.

3. Maury, M. *Marguerite Maury's Guide to Aromatherapy: The Secret of Life and Youth.* Saffron Walden, Inglaterra: C. W. Daniel, 1989.

4. Price, S. *Practical Aromatherapy: How to Use Essential Oils to Restore Vitality.* Wellingborough, Inglaterra: Thorsons, 1987.

9

El segundo sistema circulatorio

El sistema linfático es uno de los sistemas del cuerpo más interesantes y es aquel en el que los aromaterapistas pueden trabajar directa y efectivamente. En este capítulo veremos la estructura y la función de este "segundo sistema circulatorio" y cómo podemos trabajar para aumentar su eficiencia, utilizando los aceites esenciales y las técnicas de masajes específicos.

Estructura del sistema linfático

El sistema linfático comprende una red de vasos superficiales y profundos, los cuales se encuentran en todas las partes del cuerpo, excepto el cerebro, la espina dorsal y las áreas tales como la médula y el cartílago óseo, que reciben la nutrición a través de la difusión y no de los vasos sanguíneos.

Las dos principales estructuras de este sistema son los capilares linfáticos, los vasos y ductos más largos, los cuales conforman la red para el transporte de la linfa, y los nodos linfáticos, los cuales son los dispositivos de filtración. Las válvulas de la red de vasos controlan el flujo de linfa y lo dirigen hacia las principales áreas de drenaje, las venas subclavias derecha e izquierda. Es aquí donde la linfa se une nuevamente a la corriente sanguínea por vía toráxica y de los ductos linfáticos.

El lado izquierdo del cuerpo, los limbos inferiores, la pelvis, el perineo, las vísceras abdominales, el tórax izquierdo, el brazo izquierdo, el lado izquierdo de la cabeza y del cuello, drenan en el ducto toráxico y la vena subclavia izquierda. La mitad derecha del tórax, el brazo derecho, el lado derecho de la cabeza y del cuello, drenan en el ducto linfático derecho, y en la vena subclavia derecha. Cerca de las tres cuartas partes de las toxinas de la linfa se encuentran en el lado izquierdo del cuerpo; se necesita un buen drenaje para la eliminación de estas toxinas.

A diferencia del sistema circulatorio, el sistema linfático no tiene bombeo y depende de la compresión muscular y de la actividad corporal general para mover el fluido linfático por todo el cuerpo. Por esto es que la falta de ejercicio, la pobre tonicidad muscular, el trabajo sedentario y los trabajos que exigen estar mucho tiempo de pie, llevan al edema y a un ineficaz sistema inmunológico. Es por esto también que el masaje puede ser un tratamiento efectivo para un sistema linfático lento.

Los nodos linfáticos son los lugares de filtración para el fluido linfático, el cual es transparente y acuoso, semejante al plasma sanguíneo pero que contiene menos proteínas y más linfocitos. Están compuestos de tejido linfoideo y se encuentran solitarios o en grupos cerca a las venas. Varían en tamaño desde el de la cabeza de un alfiler hasta el de una aceituna, pero generalmente son del tamaño de una haba.

Existen cerca de 600 o 700 nodos linfáticos en todo el cuerpo; aquellos que se pueden sentir más fácilmente en la superficie del cuerpo son los nodos cervicales (bajo la mandíbula y en frente del oído, los nodos axilares (bajo el brazo) y los nodos inguinales (en la ingle). También existen nodos en la fosa detrás de la rodilla, en el área occipital (la base del cráneo) y el área del codo.

El bazo, el timo y las amígdalas se consideran órganos linfáticos; el busto está compuesto en su mayoría de glándulas y vasos linfáticos.

Funciones del sistema linfático

El sistema linfático cumple tres funciones principales en el cuerpo:

Absorción y distribución de nutrientes solubles en grasa

En el intestino delgado, pequeños vasos linfáticos están en contacto con la pared intestinal. Los vellos, los cuales son proyecciones diminutas sobre la pared, incluyen los ductos lácteos, los cuales están en contacto con los vasos linfáticos. En los vellos también se encuentran capilares sanguíneos. Azúcares, minerales, aminoácidos, vitaminas solubles en agua y algunas sustancias grasosas, son absorbidas por la corriente sanguínea a través de los capilares. Los nutrientes grasosos y las vitaminas solubles en agua son absorbidas por el sistema linfático a través de los lácteos. Directamente (por vía del sistema portal hepático del sistema circulatorio) o indirectamente (por vía del sistema linfático), estos nutrientes son llevados al hígado, donde se almacenan las vitaminas solubles en grasa. Estas también son llevadas a las células como alimento. También existen nodos linfáticos pequeños en el intestino delgado, los cuales proveen anticuerpos contra microorganismos que se pueden abrir camino allí.

Drenaje del fluido excesivo de las células y de los tejidos del cuerpo

Una de las funciones principales del sistema linfático es la de controlar el volumen de fluido que circula en el cuerpo. El fluido intersticial está compuesto de plasma (la parte transparente y acuosa de la sangre), el cual se filtra a través de las delgadas paredes de los capilares dentro de los tejidos conectivos circundantes. La mayoría de las proteínas del plasma permanecen en la sangre, la cual ayuda a retirar parte del fluido de regreso a los capilares por ósmosis. El fluido intersticial es vital para las células, el cual brinda humedad y nutrientes y recoge los productos de desecho del metabolismo de las células,

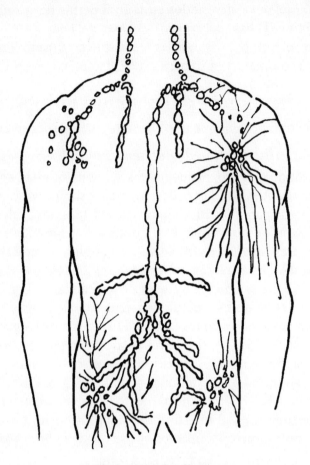

El sistema linfático

el exceso de proteínas, las bacterias, los virus y material inorgánico tal como tintes y químicos, para ser transportados a los órganos de eliminación. No todo el fluido es llevado de regreso a los capilares, el cual se convierte en linfa, es absorbida en los vasos linfáticos y llevada a los nodos linfáticos para la filtración, limpiando de esta forma el fluido antes de que regrese a la corriente sanguínea por vía de las venas subclavias. El drenaje linfático insuficiente produce excesivo fluido en los tejidos, causando edema y tensión en los riñones, el corazón y otras vías de excreción de fluido. El edema pronunciado puede ser una señal de daño o enfermedad en el corazón o en los riñones y no se debe pasar por alto.

Por lo tanto, el cuerpo posee dos sistemas circulatorios: sangre y linfa; ambos transportan nutrientes a las células, ambos remueven productos de desecho de las células y ambos tienen que ver con el mantenimiento del nivel de fluido circulante en el cuerpo. Debido a que el sistema linfático no tiene una bomba como el corazón, puede volverse lento e ineficaz, particularmente si hacemos poco ejercicio y tenemos una dieta pobre, lo cual carga las células con productos de desecho que son difíciles de eliminar.

Combate de infecciones

El sistema linfático ayuda a combatir la infección de dos formas:

1. Los nodos linfáticos producen linfocitos, los cuales conforman el 23 por ciento de los glóbulos blancos. Los linfocitos a su vez, producen anticuerpos, que son proteínas complejas con la capacidad de neutralizar los antígenos o de invadir las bacterias. El agrandamiento de los nodos linfáticos, indica la producción de un gran número de linfocitos cuando se presenta una infección o cuando el cuerpo está a la defensiva. Los granulocitos, son glóbulos blancos producidos en la médula ósea, también ayudan en este proceso, ingiriendo bacterias extrañas en un proceso conocido como fagocitosis. Estos migran de los capilares y se acumulan alrededor de las áreas de la infección para tragarse los microbios invasores. El aumento de la velocidad metabólica, que produce fiebre durante las enfermedades infecciosas, es debido al aumento de producción de anticuerpos y glóbulos blancos. Los linfocitos y los anticuerpos también se producen en el bazo y en las glándulas del timo. El bazo también filtra la linfa como un gran nodo linfático y contiene considerable tejido linfoideo.

2. Los nodos linfáticos también son las estaciones de filtración del sistema linfático. Estos componen una red de fibras en las cuales se encuentran los glóbulos blancos llamados macrofagos, los cuales ingieren cuerpos extraños a medida que la linfa pasa a través de los nodos.

Métodos para determinar
el desempeño linfático insuficiente

Uno de los principales indicadores de un sistema linfático lento es el edema (hinchazón) de la cara o del cuerpo. Todos hemos visto los tobillos inflamados de las personas que pasan de pie todo el día. El embarazo, con su aumento de peso, su volumen extra de sangre y sus cambios hormonales y de fluido, puede estar acompañado por edema. Caminar y mantener las piernas hacia arriba, puede ayudar a aliviar esta condición.

El edema temporal puede ocurrir en torno a enfermedades tales como un tobillo torcido, cuando el daño a los tejidos puede interferir con el intercambio y el drenaje de fluidos. Las compresas frías y las bolsas de hielo pueden ayudar a reducir la inflamación, y el masaje desde arriba del sitio de la lesión hacia las glándulas linfáticas puede ayudar a iniciar el movimiento del fluido.

El SPM (síndrome premenstrual) puede ser un tiempo de eliminación insuficiente de fluido, donde las hormonas pueden influenciar la eficiencia del intercambio y la eliminación de fluido. El masaje linfático, el cual discutiremos más adelante, puede reducir considerablemente este problema con el tiempo.

El edema persistente puede ser un síntoma de algo más grave, tal como una enfermedad del corazón o de los riñones; si el tratamiento no produce ninguna mejoría, se debe consultar a un médico.

Los desequilibrios de fluido también pueden llevar a desequilibrios minerales en el cuerpo, los cuales pueden ser peligrosos; no se recomienda el uso extendido de diuréticos, aún siendo suaves y naturales.

La hinchazón en el rostro también puede ser una señal de un drenaje linfático insuficiente. El masaje en la dirección de los nodos linfáticos puede ayudar a reducirla. El tejido esponjoso en el cuerpo también es un indicio de que los fluidos no están siendo eliminados efectivamente.

La celulitis puede ser otra consecuencia del drenaje linfático insuficiente. Esta se caracteriza por áreas esponjosas, con frecuencia dolorosas, en los muslos y las nalgas y algunas veces en los brazos. Una buena forma de reconocer la celulitis es unir los pulgares y los índices de las manos en forma de diamante y presionar el área en cuestión. Si hay celulitis, el área adoptará una apariencia de hoyuelos. La piel también puede asimilar el corte de sus dedos y sentirse fría, granulada y con protuberancias. La grasa corriente no produce este efecto. Existen muchas causas de celulitis y probablemente, la mayoría de las mujeres la sufren en alguna etapa de su vida. Algunos médicos la ligan con desequilibrios hormonales y otros la atribuyen específicamente al exceso de estrógeno, lo cual puede explicar por qué es más común entre las mujeres que entre los hombres. Los hombres que beben cerveza de manera excesiva algunas veces la sufren, debido posiblemente al estrógeno contenido en la bebida.

La celulitis también puede ser causada por una pobre circulación y un drenaje linfático insuficiente, lo que significa que el exceso de toxinas y de fluido se acumula en los tejidos. Algunos investigadores la relacionan con alergias y desequilibrios en el sistema endocrino.

Con el tiempo, un sistema linfático lento y una pobre circulación local, junto con un alto nivel de toxinas en el cuerpo, puede producir que, gradualmente, un área del cuerpo se vuelva inactiva. En las células, eventualmente ocurren algunos cambios físicos. Los capilares se alargan y las paredes se debilitan. El plasma sanguíneo se filtra en la capa grasosa y los espacios entre las células se llenan de fluido. Esto produce golpeteo y sensibilidad si las terminaciones nerviosas son comprimidas. Las paredes de las células grasas se vuelven más gruesas debido a una capa de tejido conectivo, lo cual hace que el proceso de intercambio sea más difícil.

En mi práctica, he encontrado que la mayoría de las mujeres tienen algún grado de edema o celulitis. En los hombres, con frecuencia existe algún grado de congestión linfática, debida generalmente a pobres hábitos de vida o al estrés. Usualmente incluyo algún trabajo linfático con todos los clientes y hasta podría decir que si tuviera que escoger solamente una forma de terapia de masaje para personas sin un daño específico, éste sería el masaje linfático.

Por supuesto, los aceites esenciales añaden una dimensión completamente nueva a las técnicas manuales de drenaje linfático. Muchos de mis estudiantes y compañeros aromaterapistas reportan que una recompensa adicional a su trabajo con los aceites es un sistema inmunológico más fuerte, de lo cual puedo dar fe.

Cómo puede la aromaterapia ayudar en los problemas linfáticos

Los aromaterapistas puden ayudar a solucionar algunos problemas del sistema linfático utilizando cuidadosamente aceites esenciales seleccionados que tengan una afinidad particular con los procesos involucrados. Los aceites escogidos para trabajar con el sistema linfático deben tener estas características: deben ser diuréticos, estimulantes circulatorios, equilibradores hormonales, aceites que aumenten los leucocitos, limpiadores y desintoxicantes sanguíneos, aceites bactericidas, antivirales, antihongos y que ayuden a acelerar la circulación de la linfa y del fluido de los tejidos. Los efectos de los aceites esenciales en el sistema inmunológico han sido estudiados extensamente por investigadores y médicos franceses y esta es una de las principales aplicaciones defendidas por los aromaterapistas médicos.

Diuréticos: Hinojo, toronja, ciprés, limón, junípero (tenga cuidado; se sabe que el uso excesivo de junípero causa daño en los riñones). Estos también pueden ser utilizados en forma de infusiones herbales.

Estimulantes circulatorios: Pimienta negra, romero o jengibre. Uselos moderadamente, masajeando hacia el corazón y los nodos linfáticos; puede utilizar una o dos gotas en una mezcla para masaje linfático.

Equilibradores hormonales: Geranio, hinojo, rosa, ciprés, salvia silvestre.

Incremento de leucocitos (producción de glóbulos blancos): Bergamota, lavanda, limón, manzanilla, romero, tomillo, salvia.

Purificadores sanguíneos, desintoxicadores: Todos los aceites esenciales estimulan la fagocitosis en cierto grado. (La fagocitosis es la capacidad de los glóbulos blancos para engullir a los invasores.) Específicamente: junípero, limón (ayuda a eliminar el ácido úrico), manzanilla (para altos niveles de úrea), pasto limón y romero (para el incremento de ácido láctico en los músculos), ajo (adelgaza y purifica la sangre), romero y mejorana (laxantes), eucalipto, menta, árbol de té y sándalo (expectorantes), romero y jengibre (sudoríficos, los cuales ayudan a incrementar la perspiración). Todos ayudan a la eliminación del exceso de productos de desecho y facilitan el trabajo del sistema linfático.

Aceites bactericidas: Manzanilla, ajo, lavanda, limón y clavo. Todos los aceites esenciales son antisépticos y bactericidas en cierto grado, siendo algunos más efectivos con microbios específicos. De acuerdo con Robert Tisserand[1], el árbol de té es específico para los *estreptococos, gonococos* y *neumococos.* El sándalo es específico al *estafilococo aurens,* el cual se encuentra presente en heridas infectadas, abscesos y furúnculos, el tomillo al *e. coli,* el cual se encuentra en las infecciones de los riñones, el limón ayuda con la *c. difteria,* la canela con el *bacilo del tifo* y el clavo con *m. tuberculosis.* Obviamente, los aromaterapistas no tratan estas enfermedades, pero esta lista muestra cómo los aceites esenciales puede ayudar al sistema inmunológico a combatir las enfermedades infecciosas, atacando los microbios.

Aceites antivirales: Los aceites esenciales pueden ser muy útiles contra los virus, mientras que unas pocas drogas pueden tratarlos. Las infecciones virales incluyen resfriados, herpes, varicela, zona, las diversas influenzas y sarampión. Los aceites útiles son canela, tomillo, pimienta negra, eucalipto, árbol de té (para algunos virus de influenza y de resfriados), lavanda y melisa (para herpes simple o dolores de resfriado) y geranio (para zona).

Aceites antihongos: Lavanda, mirra, árbol de té (efectivo también contra la candidiasis).

Aceites que estimulan el sistema linfático: Salvia, lavanda y romero. El doctor Gumbel[2] sugiere la menta como clave para el sistema linfático. El dice que éste acelera la circulación la linfa y del fluido de los tejidos y que "...tiene una conexión especial con todo lo acuoso, con la sangre, con el fluido de los tejidos, con la linfa y con el fluido espinal y cerebral". La menta también se utiliza para el cuidado de la piel reseca y atrofiada, ya que ésta ayuda a la retención de agua y activa la circulación del fluido de los tejidos. Si se usa sobre la piel, debe estar bien diluido y mantenerse bien distante de los ojos. Un rociado de agua de menta podría ser efectivo.

También podemos ayudar con los problemas linfáticos utilizando técnicas específicas de masaje para drenaje linfático. Si no se es un terapista de masajes, simplemente se puede mejorar la eficiencia del sistema linfático masajeando los aceites en el cuerpo en dirección de los principales nodos linfáticos y, finalmente, de las venas subclavias. Esto significa que desde los pies, se masajearía hacia arriba a la región de la ingle y desde la línea media del cuerpo hacia abajo. Para los nodos axilares, se masajearía desde las manos hacia arriba y desde el área de las costillas, el área pectoral y de los hombros, se masajearía hacia abajo, hacia los nodos. Desde la clavícula se masajearía hasta los nodos cervicales y desde la cara sería hacia los nodos cervicales o el ducto linfático derecho y el ducto toráxico al lado de la mano izquierda.

El masaje debe ser lento y rítmico, hecho en un movimiento de bombeo, si es posible. Antes de empezar el masaje, es una buena idea cepillar la piel seca para estimular la circulación, nuevamente en las direcciones indicadas. También se podría aplicar aceite directamente en los nodos linfáticos, en el área del timo, de los riñones y del bazo.

Si se es un practicante de la reflexología, aplicar aceites en las áreas linfáticas de los pies es una buena forma de lograr que éstos penetren en el sistema linfático. Una manera más fácil de trabajar con estos en los pies, es agregarlos a una crema. Además del masaje linfático, se podrían utilizar en estas áreas los aceites diseñados para mover la linfa y el fluido, o bien los aceites para el sistema inmunológico.

En una conferencia no publicada, el doctor Penoel recomendó el cepillado de la piel a lo largo de la senda meridiana y la reflexología profunda del pie. También recomendó la aplicación de aceites en las áreas linfáticas, el plexo solar, el busto (recuerde la cantidad de tejido linfático que hay allí), el área de las glándulas suprarrenales, el bazo y el hígado. También se utilizan los difusores.

En una situación aguda, los aromaterapistas médicos franceses introducen en el sistema 15 ml de aceite esencial puro como máximo. Esto se le deja mejor a los médicos, debido a que es potencialmente peligroso.

Han surgido diversos métodos de masajes para drenaje linfático. El masaje clásico de aromaterapia desarrollado por Maury y Arcier incorpora gran cantidad de trabajo linfático. El sistema de masaje linfático ampliamente conocido, fue desarrollado en los años 30 por el doctor Emil Vodder cuando él y su esposa estaban trabajando como masajistas en la Rivera Francesa. Ellos notaron que todos sus clientes ingleses tenían problemas respiratorios crónicos y los nodos linfáticos inflamados. El doctor Vodder desarrolló un sistema de movimientos que drenaban los nodos linfáticos y aliviaban los síntomas. El se dedicó durante los siguientes 40 años a desarrollar un sistema de masaje para drenaje linfático, el cual se enseña ahora en toda Europa.

Incluso si se hace un masaje frotante y de bombeo para mover la linfa, se necesita estar consciente de las contraindicaciones para este tipo de masajee y seguirlas muy estrictamente. El drenaje linfático manual no debe ser llevado a cabo en alguien que tenga un cáncer activo, problemas del corazón, trombosis, flebitis, presión sanguínea alta, venas varicosas, embarazo, cualquier inflamación o infección aguda o cualquier otro problema médico severo. Este método no debe utilizarse en alguien que haya sufrido una quimioterapia reciente, ya que las toxinas almacenadas en la sangre y en el hígado son liberadas rápidamente en la corriente sanguínea y hacen que la persona se sienta muy enferma.

Los facultativos calificados profesionalmente pueden utilizar este método exitosamente en pacientes que hayan tenido una mastectomía o cuando los nodos linfáticos hayan sido removidos y esto haya producido un aumento de fluido en el brazo. Debo enfatizar nuevamente que esto no debe ser intentado por alguien que no haya sido entrenado ampliamente en este método.

En el caso de la celulitis, existe un número de medidas que se pueden tomar para ayudar a desintoxicar el área, a incrementar la circulación y los movimientos linfáticos y a eliminar el exceso de fluido de los tejidos.

En todo trabajo con el sistema linfático la dieta es importante, debido a que una dieta altamente refinada, llena de químicos y de subproductos potencialmente tóxicos, hace mucho más difícil para el sistema el trabajo de eliminación de desechos. Cualquiera que esté interesado en mejorar la función linfática e inmunológica debe dejar de fumar y eliminar la comida chatarra, las carnes rojas, el café, el té, el alcohol, el azúcar blanca refinada, las harinas y los productos lácteos de su dieta. De hecho, un ayuno de tres días de frutas es una buena manera de empezar. Se deben consumir infusiones herbales, tales como el hinojo y por lo menos ocho vasos de agua al día ayudarán a limpiar el sistema.

El masaje regular —idealmente todos los días, pero al menos dos veces a la semana— es importante para ayudar a mejorar la circulación de la sangre y la linfa y para romper y dispersar los depósitos tóxicos en los tejidos. Este incluirá los aceites esenciales apropiados en una crema, debido a que los aceites dejan la piel muy resbaladiza.

Es importante un programa de ejercicio; caminar o nadar suave y rítmicamente es apropiado para el problema de la celulitis. Los baños son útiles, al igual que una fricción enérgica sobre el área antes de entrar al baño. Este puede ser hecho con una esponja o un cepillo para el cuerpo. Mientras se está en el baño, pellizque y apuñee el área para ayudar a romper los depósitos de grasa.

Agregar sales de Epsom, sal marina o extractos de algas al baño, también puede ayudar a eliminar las toxinas; esto se debe hacer dos veces a la semana. Después del baño, aplique una mezcla para celulitis sobre las áreas que esté tratando y frote bien. Una vez al día se debe cepillar la piel, bañarse en aceites y practicarse un masaje con la mezcla para celulitis.

Los mejores aceites para la celulitis son el junípero, la toronja, el limón, el ciprés, el hinojo, el tomillo, el romero, la albahaca y el pachulí. También pueden utilizarse los aceites diuréticos y agregar ocasionalmente una gota de pimienta negra para ayudar a aumentar la circulación en el área. El geranio ayuda a balancear las hormonas. En las siguientes páginas hay tres fórmulas para masajes anticelulíticos.

Utilice de 15 a 20 gotas de aceite esencial en una onza de aceite portador. Los mejores aceites portadores son el aceite de almendras, de jojoba o de zanahoria.

1. Junípero   8 gotas
   Limón   5 gotas
   Romero   5 gotas

2. Geranio   7 gotas
   Romero   6 gotas
   Albahaca   4 gotas

3. Toronja   6 gotas
   Limón   5 gotas
   Junípero   4 gotas

Mucho de mi trabajo con mujeres, ha sido sobre el cuidado de la piel y los tratamientos para la celulitis. He visto resultados espectaculares al utilizar las técnicas de masaje específicas y los aceites esenciales apropiados en pacientes motivados a seguir el programa completo de dieta, ejercicio y aromaterapia.

Una mujer me dijo que tuvo grandiosos resultados después de dos tratamientos únicamente y usando la mezcla de aceite durante unas pocas semanas. Esto no le sucede a todo el mundo, pero puede ser un régimen efectivo para mujeres con muslos anchos. Un beneficio adicional es el aumento de su autoestima y su autoconfianza.

Recuerde que todo lo que ayude al sistema linfático, también ayuda al sistema inmunológico; usted podría planear una rutina similar de baños desintoxicantes, cepillado de la piel y masajes, aplicando movimientos lentos y rítmicos en dirección hacia los nodos linfáticos, utilizando los aceites que aumentan la inmunización apropiados. El árbol de té, el eucalipto, el limón, el tomillo o el romero, serían especialmente apropiados.

Notas de pie

1. Tisserand, R. *To Heal and Tend the Body.* Wilmot, Wisconsin: Lotus Press, 1988.

2. Gumbel, G. *Principles of Holistic Skin Therapy with Herbal Essences.* Heidelberg, Alemania: Haug, 1986.

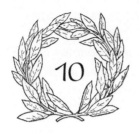

Los reguladores del cuerpo

El sistema endocrino es uno de los sistemas del cuerpo más interesante y más hermosamente sincronizado. Trabajando con el sistema nervioso, este es un agente de homeostasis que coordina muchos procesos y actividades del cuerpo; así que cuando está fuera de balance, lo sentimos emocional, mental y físicamente. Los procesos del cuerpo regulados por el sistema endocrino son: promoción e inhibición de las funciones de los órganos, crecimiento, ciclos y actividad reproductiva y equilibrio del metabolismo del cuerpo.

En este capítulo discutiremos la estructura y las funciones del sistema, las hormonas que produce y los órganos que afecta. También consideraremos la relación entre la olfacción y el sistema endocrino, la cual es muy importante para los aromaterapistas. Varios chakras han sido ligados tradicionalmente con las glándulas endocrinas, lo cual será discutido, al igual los efectos directos e indirectos que pueden tener los aceites esenciales en el equilibrio hormonal.

También miraremos porqué algunos aceites esenciales trabajan como afrodisiacos y cómo podemos utilizarlos para realzar nuestra sexualidad. Finalmente, para aquellos interesados en la reflexología, miraremos las áreas de los pies que corresponden a las principales glándulas endocrinas.

La estructura y función del sistema endocrino

Los órganos del sistema endocrino son las glándulas endocrinas o sin ductos. Son llamadas así debido a que secretan sus hormonas directamente en la corriente sanguínea a través de los capilares que las rodean, o en los fluidos intersticiales. Las hormonas secretadas son como mensajeros químicos que influencian órganos y partes del cuerpo un buen recorrido desde el sitio de la glándula a medida que viajan a través de la corriente sanguínea. La palabra hormona se deriva del griego "excitar", aunque algunas hormonas estimulan una actividad particular y otras la inhiben. Cuando una hormona actúa como agente inhibidor es llamada reductora.

También existen glándulas exocrinas en el cuerpo, las cuales secretan hormonas, enzimas y otras sustancias en las cavidades o ductos; el efecto del material secretado es local, porque no penetra en la corriente sanguínea. Algunos ejemplos de glándulas exocrinas son las glándulas sebáceas y las mamarias, las glándulas sudoríparas y las glándulas salivares.

También se encuentran pequeñas áreas de tejido endocrino en el páncreas, los testículos, los ovarios, el sistema gastrointestinal y la placenta algunas veces secreta hormonas.

La glándula pineal

La glándula pineal es un cuerpo gris rojizo del tamaño de un guisante y en forma de piña. Por mucho tiempo, la pineal fue considerada como un órgano vestigial sin mucho uso. Investigaciones recientes indican que tiene algo que ver con los ritmos fisiológicos de nuestro cuerpo. También existe evidencia de que ejerce una influencia inhibitoria en la actividad testicular y ovariana a través de la secreción de la hormona melatonina, la cual parece afectar el sistema nervioso central en respuesta a los cambios de la luz ambiental. Descartes consideraba que la glándula pineal era el asiento del alma. Esta tiene relación con el hipotálamo a través de las sendas nerviosas.

El hipotálamo y la glándula pituitaria

El hipotálamo, que es parte del cerebro y está situado en su parte frontal, actúa como una interfase entre el sistema nervioso y el sistema endocrino. Está vinculado con la regulación del sistema nervioso autónomo, las secreciones de la pituitaria, la integración de las reacciones autónomas y emocionales, el apetito y la regulación de la temperatura corporal.

Directamente debajo y unida al hipotálamo está la glándula pituitaria. Esta está ligada al hipotálamo por los vasos porta y las neuronas secretorias. Las hormonas liberadas por e hipotálamo influencian directamente la secreción hormonal por medio de la pituitaria. Juntas, controlan y regulan un número de funciones metabólicas, así como la actividad de otras glándulas endocrinas.

La glándula pituitaria es una masa vascular de color gris rojizo, de forma ovalada, de 1.2 por 1.5 cms de tamaño, localizada en la base del cráneo, aproximadamente dos pulgadas detrás de un punto en medio de las cejas, la cual tiene dos lóbulos, el anterior (adenohipófisis) y el posterior (neurohipófisis).

Las secreciones del hipotálamo estimulan el lóbulo anterior de la pituitaria para producir siete hormonas importantes:

THS: Hormona estimulante de la tiroides o tirotropina. Estimula la glándula tiroides para producir tiroxina.

FSH: Hormona estimulante del folículo. Estimula los folículos Graafianos en el ovario para producir estrógeno y el *corpora lutea* para secretar progesterona en la mujer; en el hombre, estimula la producción de testosterona y de esperma en los testículos.

ACTH: Hormona estimulante de la corteza suprarrenal u hormona adrenocorticotrófica. Estimula la corteza suprarrenal para producir hormonas tales como la cortisona.

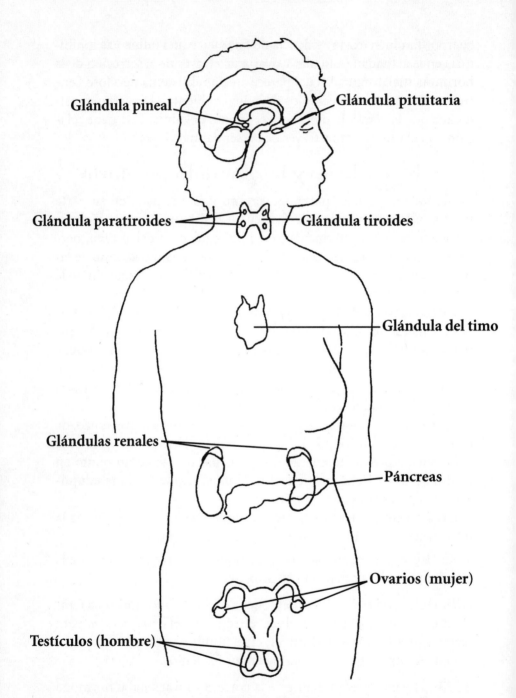

Glándula pineal

Glándula pituitaria

Glándula paratiroides

Glándula tiroides

Glándula del timo

Glándulas renales

Páncreas

Ovarios (mujer)

Testículos (hombre)

El sistema endocrino

LH: Hormona luteinizante, la cual estimula los ovarios y los testículos para liberar hormonas sexuales y estimula los ovarios para producir el *corpus luteum*.

STH: Somatropina u hormona del crecimiento. Estimula el crecimiento, especialmente de los huesos largos. El crecimiento atrofiado o el tamaño excesivo son debido a los desequilibrios de esta hormona.

MSH: Hormona estimulante de la melanocita. Controla la pigmentación de la piel.

Prolactina: Estimula las glándulas mamarias para producir leche.

El lóbulo posterior de la glándula pituitaria no tiene células secretoras propias. Las hormonas del hipotálamo son secretadas por las neuronas secretoras, las cuales se extienden hasta el lóbulo posterior; estas son: la oxitocina, la cual estimula la liberación de leche y la contracción del útero durante el parto y la ADH, hormona antidiurética, que controla la concentración de orina incrementando la cantidad de agua reabsorbida por los túbulos de los riñones.

Las glándulas tiroides y la paratiroides

La glándula tiroides pesa cerca de 30 gms y descansa justo debajo de la laringe en el cuello. Consiste de dos lóbulos, derecho e izquierdo, y las cuatro glándulas paratiroides se localizan en el lado posterior.

La tiroxina, hormona de la tiroides, es liberada en respuesta a la TSH liberada por la glándula pituitaria. La tiroxina mantiene la velocidad metabólica regulando el consumo de oxígeno de los tejidos. El oxígeno es el combustible principal para la actividad metabólica en el cuerpo y para la respiración celular. En los niños, es necesaria la tiroxina para el crecimiento normal y su deficiencia puede ocasionar enanismo y retardo mental. En los adultos, la deficiencia se puede manifestar como lentitud, apatía, frío, abotargamiento y obesidad. Otra manifestación del desequilibrio de la tiroides es el bocio —la inflamación de la glándula real—.

El yodo ayuda a la producción de tiroxina, por lo cual es importante en la dieta. La excesiva secreción de tiroxina produce pérdida de peso, nerviosismo, temblor, rápida rata metabólica y ojos saltones.

Las glándulas paratiroides regulan el nivel de calcio en la sangre por medio de la hormona paratormona, la cual lo regula liberándolo del tejido óseo. La vitamina D también es crucial para la homeostasis del calcio. La actividad cardiaca y otras actividades musculares dependen de los niveles adecuados de calcio, al igual que la coagulación de la sangre. Un funcionamiento insuficiente de la paratiroides produce calambres, rigidez y espasmos musculares. Demasiada paratormona conlleva a niveles excesivos de calcio en la sangre, produciendo descalcificación de los huesos, cálculos renales y depósitos de calcio.

La glándula del timo

Esta glándula está localizada entre la glándula tiroides y el corazón. Consiste de dos lóbulos laterales, los cuales permanecen juntos mediante el tejido conectivo, y está encapsulada. Tiene cinco centímetros de longitud y cerca de cinco centímetros de ancho, pero su tamaño disminuye después de la pubertad bajo la influencia de las hormonas sexuales, y es casi inexistente en la vejez, a medida que disminuye el sistema inmunológico del cuerpo.

El timo está ligado muy íntimamente al sistema inmunológico y produce una hormona, la timosina, que promueve el desarrollo de T-linfocitos, los cuales estimulan la inmunidad celular y son importantes en la producción de anticuerpos llamados interferon (antiviral) y lisina. Se cree que el timo también tiene efectos fortalecedores en otros órganos linfáticos como el bazo, las amígdalas y los nodos linfáticos. Existe alguna evidencia de que es influenciado por la pituitaria.

Las glándulas renales o suprarrenales

Las suprarrenales descansan encima de los riñones como dos pequeños sombreros. Comprenden una capa exterior, la corteza y una capa interna, la médula. La corteza compone un 80 por ciento de la suprarrenal y la médula conforma el resto. Estas partes funcionan como dos glándulas diferentes.

La corteza suprarrenal, compuesta de la capa exterior de las glándulas, produce un número de diferentes hormonas. Secreta aldosterona y otros mineralocorticoides, los cuales se ocupan del equilibrio del fluido y del equilibrio electrolítico en el cuerpo; otras hormonas se ocupan del metabolismo de los carbohidratos, como el cortisol y otros glucocorticoides y de los niveles bajos de hormonas sexuales, llamadas androcorticoides. Parte del estrógeno se produce aquí, el cual se hace importante cuando no se está produciendo en los ovarios después de la menopausia.

La médula libera dos hormonas, la epinefrina (adrenalina) y noradrenalina, las cuales son liberadas como una respuesta al miedo, al estrés o a la ansiedad. Se le conoce como la respuesta "pelea o vuela", en la cual se envía a los músculos un mayor suministro de sangre, ésa es dirigida nuevamente desde la piel y el tracto gastrointestinal, la velocidad del corazón y de la respiración se aceleran, las reservas de glicógeno se convierten en glucosa y las pupilas del ojo se dilatan. La secreción de adrenalina es producida por impulsos motores directamente desde el cerebro y los nervios del sistema nervioso simpático estimulan a las células secretoras de la médula para liberarla. Dado que una parte de nuestra ansiedad está ligada a vivir o morir en situaciones de supervivencia, el estrés contínuo puede agotar las suprarrenales y el sistema nervioso simpático.

Este vínculo entre el cerebro y la estimulación de la adrenalina ilustra perfectamente el efecto que pueden tener nuestras emociones en el equilibrio hormonal de nuestros cuerpos.

Los Islotes de Langerhans en el páncreas

Estos son racimos de tejido endocrino en el páncreas y no una glándula aislada. La regulación de los niveles de azúcar en la sangre es llevada a cabo por la insulina, la hormona principal producida por estas glándulas. La insulina reduce el nivel de glucosa en la sangre, acelerando su conversión a glicógeno en el hígado. También regula la asimilación de azúcar de los tejidos del cuerpo. Una falla en la absorción de azúcar debido a la insuficiencia de insulina, produce altos niveles de azúcar en la sangre, azúcar en la orina y la incapacidad del cuerpo para utilizar la azúcar en forma de energía, conllevando a una pérdida de peso. Esto se conoce como diabetes mellitus.

El exceso de insulina produce la hipoglicemia, la cual es una insuficiencia de glucosa. El glucagón ayuda a romper el glicógeno almacenado en el hígado, el cual libera más azúcar en la sangre. Esto también ayuda al metabolismo de lípidos y proteínas. La secreción de glucagón puede ser estimulada por el estrés y el ejercicio.

Ovarios y testículos

Los ovarios producen las hormonas femeninas estrógeno y progesterona como respuesta a las hormonas de la pituitaria FSH y LH. Estas controlan el ciclo menstrual y, en el caso de la fertilización del huevo, mantienen un ambiente agradable para su implantación. El estrógeno domina la primera mitad del ciclo, la progesterona la segunda mitad y ambas están involucradas durante todo el embarazo. La FSH y LH también controlan la maduración y la liberación del huevo.

Los testículos tienen dos funciones en el hombre: el desarrollo y excreción de espermatozoos y la producción y secreción de la hormona sexual masculina testosterona. Las células secretoras en los testículos producen testosterona como respuesta a la estimulación de la hormona luteinizante producida por la glándula pituitaria. La testosterona ayuda a la producción de esperma y al desarrollo de las características sexuales secundarias masculinas en la pubertad: vello corporal, cambios en la voz, crecimiento del esqueleto, crecimiento del pene y la líbido.

Ahora que hemos observado la estructura y funcionamiento del sistema endocrino en términos muy convencionales, existen algunas otras teorías que se deben conocer.

La olfato y el sistema endocrino

Esta es un área que puede ser potencialmente importante para los aromaterapistas. En el capítulo sobre el olfato discutimos brevemente la relación entre las feromonas y el comportamiento sexual. Las hormonas son secretadas dentro del organismo, pero las feromonas se secretan en el entorno. En los animales, sabemos que la esencia secretada es absolutamente apasionante, y se relaciona directamente con los ciclos hormonales y la actividad sexual. Esto no es tan simple en los humanos, pero sabemos que justo antes de la ovulación, las mujeres son mucho más sensibles a ciertos olores tales como el almizcle, y su sentido del olfato en general es más agudo en esta época. También sabemos que las mujeres embarazadas son agudamente sensibles a ciertos olores.

Un detalle interesante accesorio a esto y al tema de los aceites no apropiados en el embarazo, es mi propia experiencia cuando estaba embarazada, trabajando todos los días, embotellando aceite por encargo. Descubrí que no podía permanecer oliendo los aceites que no eran buenos para mí en ese tiempo. Estos generalmente eran los más fuertes, tales como el tomillo, la mejorana, romero, albahaca, menta, etc. Incluso olían diferente. La única forma en que podía hacerlo era utilizando una máscara para vapor, de modo que no podía olerlos en absoluto.

Yo había planeado utilizar ciertos aceites durante mi parto, pero tampoco podía manejar ningún aceite fuerte. Después del nacimiento, encontré la lavanda muy agradable, pero me tomó un tiempo volver a apreciar realmente mis esencias preferidas.

También he notado que muchas mujeres se sienten atraídas por olores específicos en diferentes fases de su ciclo menstrual. La salvia silvestre parece muy agradable durante la menstruación y los aceites afrodisiacos a menudo son atrayentes durante la ovulación.

Así, el balance hormonal puede afectar nuestra capacidad para oler, así como nuestra sensibilidad a ciertos tipos de olores. Es cierto que muchas personas con un sentido del olfato disminuido, también tienen una líbido disminuida.

La duración del ciclo menstrual ha sido asociado al contacto olfatorio entre los hombres y las mujeres; sabemos que la esencia del cuerpo es un fuerte factor atrayente entre los individuos y que la esencia del cuerpo de una mujer cambia, dependiendo del punto en el que se encuentra en su ciclo menstrual. Los hombres con frecuencia pueden detectar esto.

La apocrina y la ecrina, o glándulas sudoríferas, son los principales agentes para el transporte de la esencia del cuerpo. En 1886, el psicólogo francés Auguste Galopin escribió: "...el matrimonio más puro que se puede contraer entre un hombre y una mujer, es aquel engendrado por el olfato".

Otro punto para anotar es que en el hombre primitivo era necesario un agudo sentido del olfato para detectar a los enemigos y el peligro. La detección del peligro debe haber alertado la respuesta "pelea o vuela", el cual activa la liberación de adrenalina y todas las otras respuestas que se originan en la médula suprarrenal.

El olfato influencia nuestro estado hormonal de otras maneras. Existe una relación entre el sistema límbico y el hipotálamo, del cual sabemos que está ligado directamente al sistema endocrino a través de la pituitaria. Sabemos que la pituitaria afecta las glándulas sexuales en la secreción de sus hormonas y que también afecta las glándulas suprarrenales, las cuales juegan un papel importante al hacer frente al estrés.

Tisserand relaciona directamente la inhalación de las moléculas aromáticas con la liberación de ciertos neuroquímicos y respuestas emocionales. Dice que los aceites que son reguladores del estado de ánimo, los cuales ayudan con la ansiedad, la depresión, los cambios de estado de ánimo y los desequilibrios menstruales y menopáusicos, afectan el hipotálamo y menciona aceites tales como bergamota, incienso, geranio y palo de rosa como especialmente efectivos. Se cree que los aceites afrodisiacos afectan particularmente a la pituitaria y estimulan la liberación de las endorfinas neuroquímicas, las cuales son analgésicas, pero también inducen a sentimientos de euforia y de elevada sexualidad. El menciona la salvia silvestre, el jazmín, el pachulí y el ylang-ylang, como importantes.

La experiencia, de hecho, muestra que estos son afrodisiacos fuertes. Una de mis clientes quería concebir un bebé. Descubrió que se excitaba sexualmente inmediatamente olía el aceite de rosa. De modo que ella y su esposo hicieron del aceite de rosa su ungüento nocturno; él también tomó una gran cantidad de ginseng. Después de estos pasos, ella quedó embarazada a los dos meses siguientes. ¡Ellos consideraron seriamente el hecho de nombrar "Rosa" a su nueva hija!

Se sabe que los aceites específicos influencian glándulas específicas. Esto explica en gran parte su efectividad como afrodisiacos, aunque sabemos también que ciertos aceites ayudan a la circulación, al calor y a la relajación de las áreas sexuales. Algunos relajan el sistema nervioso para ayudar a liberarse de la ansiedad, algunos producen efectos emocionales, etc. Una esencia hermosa puede ser romántica y algunos aceites tienen que ver con los niveles de adrenalina, los cuales pueden ayudar o inhibir la capacidad para alcanzar un orgasmo. La esencia también puede brindar recuerdos anteriores de una época romántica o crear un vínculo para recuerdos futuros. Como sabemos, la sexualidad es mucho más que un asunto de genitales; debido a que son muchos los factores involucrados, no podemos cubrirlos todos aquí.

Los aceites esenciales y el sistema endocrino

Los aceites esenciales pueden afectar el equilibrio hormonal en el cuerpo de manera directa o indirecta. Como una acción directa, los aceites trabajan como fitohormonas, en la misma forma en que una hormona animal o humana trabajaría en el cuerpo. Algunas veces la hormona vegetal se encuentra en el aceite, tal como el estrógeno en la salvia silvestre, algunas veces en otra parte de la planta. Los herbalistas hacen uso de muchas plantas de esta manera. Por ejemplo, los amentos del árbol de sauce son una buena fuente de estrógeno vegetal.

Las preparaciones de aceite y herbales también pueden actuar indirectamente, activando una glándula particular o equilibrando su secreción hormonal de alguna forma. Gumbel[1] hace la siguiente afirmación: "...los resultados de la prueba científica más reciente muestran que los mecanismos de efecto de los aceites esenciales son, si no los mismos, por lo menos similares a los de las hormonas. La combinación química de ambos también es, en muchos casos, extraordinariamente similar entre sí". El continúa hablando acerca de las sustancias parecidas al estrógeno y al andrógeno de las plantas, tales como la acción estrogénica de los lúpulos y la salvia y la acción androgénica del perejil.

Valnet[2] también llama la atención sobre los efectos hormonales de las plantas, citando un artículo llamado "Vegetable Hormones" ("Hormonas vegetales") escrito por Decaux en 1961, en el cual centra la atención en el hecho que ciertas sustancias vegetales contienen hormonas sexuales. Valnet dice que es importante saberlo en todas las terapias, debido a que el uso de ciertas plantas puede causar desequilibrios hormonales. También dice: "...la esencia es para la planta como las hormonas lo son para las glándulas endocrinas". Estas parecen tener efectos estimulantes y equilibradores en las glándulas endocrinas. Valnet menciona al ciprés como un homólogo de la hormona ovariana, y dice que la pinocha estimula la corteza suprarrenal. La siguiente es una lista de las glándulas y de los aceites específicos para cada una de ellas.

Pituitaria: *Restaurador:* Salvia. *General:* Salvia silvestre, jazmín, pachulí, ylang-ylang y ginseng.

Estimulantes de la oxitocina: *General:* Mirra, salvia, lavanda, jazmín (la lavanda y el jazmín se utilizan en el parto, pero no se le han encontrado oxitocinas).

Pineal: *General:* Salvia.

Tiroides: *Equilibradores:* Ajo, cebolla. *Restauradores:* Perejil. *General:* Ginseng.

Paratiroides: *Restaurador:* Junípero.

Timo: *General:* Arbol de té, eucalipto.

Suprarrenales: *Estimulantes de la hormona cortical:* Pino, ajedrea, tomillo, romero. *Inhibidor de la hormona cortical:* Ylang-ylang. *Estimulantes de la médula:* Albahaca, geranio, limón, pino, romero, ajedrea, tomillo. *Inhibidor de la médula:* Ylang-ylang. *Restauradores de la glándula suprarrenal:* Junípero, perejil, ginseng.

Páncreas: *Restauradores:* Pimienta negra, hinojo, junípero.

Estimulantes de la insulina: *General:* Zanahoria, eucalipto, hinojo, geranio, limón, cebolla, salvia.

Ovarios: *Restaurador:* Perejil. *General:* Ginseng. *Estimulantes del estrógeno:* semilla de anís, angélica, manzanilla, ciprés, hinojo, geranio, romero, salvia silvestre, salvia. *Inhibidor del estrógeno:* comino. *Estimulantes de la progesterona:* pie de león, zarzaparrilla, milhojas, perejil, ñame silvestre (en infusiones de tintura).

Testículos: *Estimulantes de la testosterona:* Limón, perejil, ajedrea, ginseng.

Regulador de las hormonas gonadotrópicas: *General:* Salvia.

Glándulas mamarias: *Galactagogos:* Alcaravea, semilla de anís, hinojo, eneldo, jazmín. *Para detener la leche:* ciprés, geranio, menta, salvia.

Las glándulas endocrinas y los chakras

Shafica Karagulla y Dora van Gelder Kunz[3] han discutido la relación entre ciertos procesos de enfermedades y los chakras. Dora van Gelder Kunz desarrolló Therapeutic Touch (Toque terapéutico) con Dolores Krieger y ha trabajado con muchos médicos, enseñándoles cómo utilizar los campos sutiles de energía del cuerpo humano para la curación. Los chakras han sido utilizados durante miles de años en la medicina india y la tibetana. Van Gelder Kunz los define como "...centros superfísicos u órganos a través de los cuales las energías de los diferentes campos son sincronizadas y distribuidas en el cuerpo físico". En su libro, Karagulla y van Gelder Kunz relacionan ciertas alteraciones de los chakras con alteraciones en la glándula endocrina respectiva, y menciona historias de casos para respaldarlos.

Muchas de las personas que reciben diferentes tipos de trabajo corporal o tratamiento quiropráctico, encuentran que mejoran durante un corto tiempo después del tratamiento, pero vuelven a sentirse igual. El progreso es gradual, pero lento. Un quiropráctico con quien he trabajado, equilibra el chakra en un área particular antes del ajuste y encuentra que una vez el cuerpo está equilibrado, los ajustes parecen mucho más efectivos.

Definitivamente creo que los aceites esenciales actúan en los cuerpos sutiles; he trabajado con los aceites específicos con relación a los chakras específicos. Generalmente, agrego un aceite que se relacione

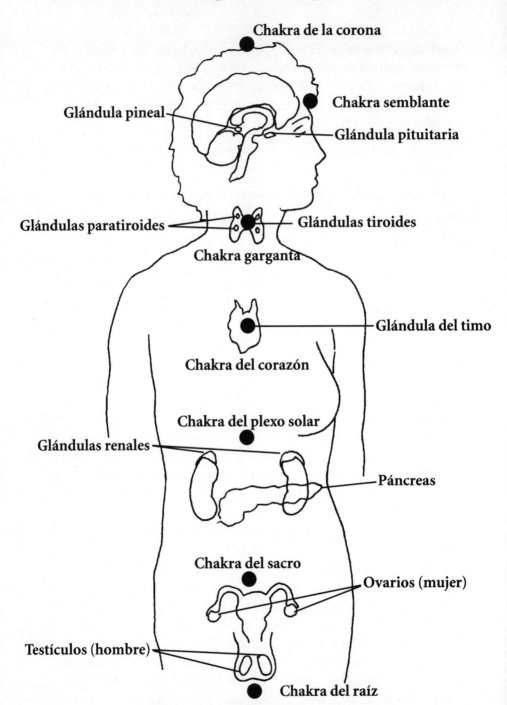

Chakra de la corona

Chakra semblante

Glándula pineal

Glándula pituitaria

Glándulas paratiroides

Glándulas tiroides

Chakra garganta

Glándula del timo

Chakra del corazón

Chakra del plexo solar

Glándulas renales

Páncreas

Chakra del sacro

Ovarios (mujer)

Testículos (hombre)

Chakra del raíz

El sistema endocrino y los chakras

con la glándula específica para ese chakra y he descubierto que este es un método muy útil. Esto podría ser algo que quisiera alcanzar, ya que estos vínculos son todos provisionales hasta este momento.

A continuación se encuentra una tabla de las correlaciones comúnmente aceptadas entre los chakras y las glándulas endocrinas. He agregado algunas sugerencias para los aceites esenciales correspondientes.

Chakra	Glándula endocrina	Aceite esencial
Corona	Pineal	Incienso
Semblante	Pituitaria	Sándalo
Garganta	Paratiroides/tiroides	Lavanda
Corazón	Timo	Rosa
Plexo solar	Suprarrenales/páncreas	Jengibre
Sacro	Ovarios y testículos	Jazmín
Raíz	Espina dorsal/sistema glandular	Vetiver

Al trabajar con estudiantes, he encontrado que las opiniones varían ampliamente en torno a cuáles aceites corresponden con cada chakra. He sugerido un aceite para cada chakra, pero existen muchas posibilidades. Trate de meditar sobre los diferentes chakras y glándulas y vea qué propone. Recuerde, cuando se trabaja con los chakras, se está trabajando en un nivel diferente, de forma que los aceites que corresponden con la glándula física son diferentes, aunque creo que trabajar con los dos podría ser más poderoso terapéuticamente que trabajar solamente en un nivel. Se puede, por supuesto, trabajar solamente con los aceites y las glándulas en un nivel físico.

Las glándulas endocrinas y la reflexología

He incluido la reflexología en las discusiones de los diferentes sistemas del cuerpo, debido a que creo que el uso de las diferentes zonas de los pies, e incluso el uso de diferentes aceites para los diferentes sistemas del cuerpo, puede ser una excelente ayuda para cualquier masaje que se esté practicando. El sistema endocrino puede ser influenciado por medio de los reflejos en los pies, utilizando aceites específicos para las glándulas con las que se está trabajando. Una reflexóloga que conozco, estimula rutinariamente la menstruación y en algunos casos incluso el parto, trabajando con estas áreas. Nuevamente, aconsejo precaución al utilizar los aceites o cualquiera de las técnicas mencionadas en este libro, si no se está plenamente entrenado en el método que se esté considerando.

Notas de pie

1. Gumbel, G. *Principles of Holistic Skin Therapy with Herbal Essences*. Heidelberg, Alemania: Haug, 1986.

2. Valnet, J. *The Practice of Aromatherapy*. Saffron Walden, Inglaterra: C. W. Daniel, 1980.

3. Karagulla, S. y D. van Gelder Kunz. *The Chakras and the Human Energy Fields*. Wheaton, Illinois: Theosophical Publishing House, 1989.

Realizando una consulta

En este capítulo final, examinaremos el proceso de conducir una consulta de aromaterapia y de determinar una mezcla individual. Luego discutiremos los asuntos relacionados con la constitución como especialista de la aromaterapia, con la ética profesional y con lo que significa ser un aromaterapista practicante.

Una vez se haya asimilado la información presentada en los capítulos anteriores y se tenga un profundo conocimiento de los aceites, viviendo, trabajando y aprendiendo con ellos, sabrá cuales son los apropiados en diferentes situaciones, sin necesidad de pasar por los procesos descritos anteriormente de listados, referencias de libros, eliminación, etc. Sin embargo, sin importar qué tan extenso sea o pueda llegar a ser su conocimiento de la aromaterapia, siempre es importante dedicar algo de tiempo para consultar con cada cliente antes de mezclar los aceites. Existen muchos asuntos que se deben considerar y muchas cosas que se pueden observar si se toma tiempo con cada persona. La consulta está diseñada para obtener una completa descripción física, metal, emocional y espiritual de la persona. Esta descripción sirve para ayudar a escoger un rango de aceites que sea apropiado para una persona en particular en un momento particular.

Es sorprendente ver cuántos clientes progresan si utilizan los aceites apropiados en la forma correcta. En ocasiones la rapidez del cambio parecerá milagrosa, pero en otros casos se necesitará perseverar para ver algún cambio real. Sea observador, anímelos a que sean observadores y mantenga el hábito de llevar un registro de los aceites que utiliza y de los resultados que obtiene. Esto también lo puede hacer el cliente, ya que sus percepciones son diferentes.

Si los aceites están haciendo su trabajo, el cambio ocurrirá y cada vez que vea al cliente, probablemente necesitará realizar el proceso nuevamente. No prepare una mezcla que sea utilizada sin algún cambio; esta se necesitará ajustar de vez en cuando. Por otra parte, no es aconsejable utilizar un aceite continuamente en exceso por un periodo extenso. Las propiedades de los aceites se confunden tanto que se pueden y se deben cambiar regularmente.

Antes de ver al paciente, asegúrese de que su cuarto u oficina esté limpia y atractiva. Utilice colores e iluminación para crear la atmósfera que desea expresar; las flores siempre son un hermoso complemento. Debe tener un quemador (pebetero) encendido con un aceite apropiado o puede escoger rociar el cuarto con un rociador para aromaterapia. Prepárese para la consulta, enfocándose, calmándose, purificándose y protegiéndose. Cada uno tiene su propio método de hacerlo, mediante la respiración, repitiendo una oración, imaginando imágenes purificadoras, como una cascada o imágenes protectoras, tales como una luz blanca rodeándole; esto debe hacerlo usted mismo y hacer que su cliente lo haga. Una música suave puede ser apropiada y es preferible que descuelgue el teléfono.

Creo que la forma en que se vista es importante. Cuando llegué por primera vez a los Estados Unidos proveniente de Inglaterra, me causó una fuerte impresión cuando vi a los terapistas de masajes trabajando en camisetas y en pantalón de sudadera, ya que yo había sido entrenada para vestir siempre un uniforme blanco que me hacía lucir muy profesional. Aunque la vida en los Estados Unidos es más informal y no podemos representarnos como personas médicas, sí creo que es importante verse profesional cuando estamos trabajando con los clientes, particularmente si queremos que la aromaterapia sea reconocida eventualmente como una profesión. La gente tiene más confianza en lo que se tiene para ofrecer si se tiene un aspecto de lo que se es y se comporta consecuentemente.

Normalmente, dedico 30 minutos para una consulta. Si no se va a dar un tratamiento como un masaje, esto generalmente es suficiente para llevar a cabo el proceso de la consulta y ayudar a la persona a seleccionar los aceites que pueden ser apropiados. Cobre un honorario por la consulta, lo cual es comparable con lo que se cobra por otros profesionales de la salud en su área.

Recuerde que puede escoger a quién ver. No se sienta presionado a trabajar con alguien si desconfía de manera instintiva de esa persona o si no le es conveniente verla en ese preciso momento. No tenga miedo de decir "No", y no engañe a nadie dando una consulta por teléfono o preparando aceites para alguien que nunca ha visto; lo lamentará y terminará metido en problemas. Debe ver a la persona antes de escoger los aceites apropiados. Yo recibo cartas de personas que preguntan qué aceites serían buenos para su eczema, por ejemplo y siempre les respondo que trabajo solamente mediante la consulta personal, debido a que cada caso es individual y cada persona necesita una mezcla única de aceites.

Podría pensar que la manzanilla sería formidable para el eczema y enviar por correo una botella grande de éste. ¿Y si la persona es alérgica a la manzanilla y la erupción empeora? Además, no se sabe con quién se está tratando. Si la persona no es lo suficientemente seria para hacer una cita, entonces tampoco es lo suficientemente seria para cambiar su situación o estado de salud. Utilice su tiempo y su energía inteligente y profesionalmente; si se respeta a sí mismo, otros lo respetarán.

Muchos de ustedes se preguntarán porqué estoy diciendo todo esto. Parece obvio y si usted ya es un terapista, ya lo debe saber. Yo también lo sé, pero todavía caigo en situaciones que no deseo, olvido tomarme mi tiempo para prepararme adecuadamente para una consulta, tomo las cargas de los demás, no puedo decir "No" cuando debo hacerlo, etc., así que no hay nada de malo en recordarnos estas cosas.

La consulta

Digamos que el cliente ha llegado y estamos listos para empezar. Primero debe registrar el nombre de su cliente, su dirección, número de teléfono, ocupación, estado civil y fecha de nacimiento en su formulario. Muchos facultativos tienen un cuestionario que los mismos clientes llenan, pero siempre he encontrado que al seguir el cuestionario con ellos, obtengo mucha más información que si simplemente marcaran unos cuadros o escribieran comentarios sin elaborar o sin darme algún otra idea de su carácter.

Me gusta tener la fecha de nacimiento más que la edad, porque algunas personas se muestran renuentes a dar su edad y pedir la fecha de nacimiento no parece tan amenazador. Además, debido a que he observado algo de verdad en la astrología, esto me permite saber de qué signo son. Esto a menudo coincide con los tipos de aceite que les gustan; por ejemplo, a los tipos tierra con frecuencia les gusta los aceites terrestres más pesados o tipo madera, mientras que a los tipo fuego les gustan los aceites más calientes. Incluso si se tiene solamente una idea del elemento, es útil y suministra otra pequeña idea de su carácter.

El estado civil de la persona puede suministrar pistas de su estado emocional; la ocupación puede decirle algo acerca de su formación educacional, de su estilo de vida y de su auto-imagen. Algunas veces se puede obtener una idea de su tipo de personalidad y de su perfil psicológico.

Yo preguntaría luego acerca de la historia médica del cliente, específicamente acerca de alguna de las condiciones que pudiera contraindicar el uso de ciertos aceites, por ejemplo la epilepsia o el embarazo. Preguntar acerca del tipo de tratamiento que ha recibido en el pasado, también le dice acerca de su actitud hacia la salud y la receptividad a lo que se le va a ofrecer.

Si la persona está recibiendo en el momento un tratamiento de otro facultativo, es importante que no se interfiera en ese proceso. Si se tiene alguna duda, debe contactar al facultativo y discutir lo que usted se propone. Si todavía sigue en duda, aléjese y pídale a la persona que regrese después de que el tratamiento haya finalizado.

Por supuesto, es importante preguntarle qué es lo que espera al trabajar con usted y porqué está allí. La razón por la que una persona escoge la aromaterapia con frecuencia es muy iluminador. ¿Cómo supo acerca de usted? ¿Qué sabe acerca de los aceites?

Puede continuar después explicando cómo se cree que trabajan los aceites, cuántos niveles puede trabajar a la vez y las diferentes formas en los que pueden ser utilizados los aceites. Esto le da una puerta para explorar las dimensiones más profundas del problema, si esto es apropiado. Por ejemplo, si el problema son las migrañas recurrentes, se podría ahondar en la naturaleza de los dolores de cabeza, su frecuencia, por cuanto tiempo ha estado ocurriendo la condición y qué medicamento para el dolor puede estar tomando su cliente.

Luego, podría continuar con una mirada a las causas físicas, tales como la dieta o el SPM y después los factores psicológicos y emocionales como la presión del jefe en el trabajo o un marido que está teniendo una aventura.

Todos los factores involucrados determinan la mezcla de aceites que finalmente va a escoger. También necesitará tener en cuenta la importancia relativa que cada factor tiene para el cliente. Al final, tratar sus miedos y su sentido de traición a causa de la aventura de su esposo y recuperar su propia autoconfianza sexual, puede ser más importante para el cliente al trabajar con los aceites que las propias migrañas, aunque, por supuesto, los aceites también pueden ayudar con el dolor físico. Aquí es donde la mezcla individual es crucial en la aromaterapia holística. Mientras estamos ayudando con el dolor de cabeza, también estamos ayudando a rebalancear toda la persona en muchos niveles. Si esto no se hace, los dolores de cabeza regresarán, sin importar la cantidad de analgésicos que tome. Por supuesto, la belleza de los aceites consiste en que, sin mezclar conscientemente para todos esos niveles, a menudo un sólo aceite lo hace, de todas formas. Por ejemplo, la lavanda podría ayudar con el dolor, tanto física como emocionalmente.

Por otra parte, si la persona responde que el problema es la depresión y la apatía, usted puede querer hacer preguntas que ayuden a determinar en qué otros niveles estas están operando. Por ejemplo, alguien puede ser físicamente frío, puede estar aconstipado y puede sufrir indigestión. Se podrían usar aceites para calentar el cuerpo y el espíritu, seleccionándolos con el método de mezcla de las tres columnas, descrito anteriormente.

Algunas veces, simplemente se querrá utilizar los aceites en un nivel físico, tal como para preparar una mezcla facial para una piel madura seca y se utilizará un aceite como una ayuda contra las arrugas, uno para los capilares rotos y uno como equilibrador de la grasa. Sin embargo, los factores como la dieta y el equilibrio hormonal todavía estarán en juego.

También se puede mezclar con propósitos puramente espirituales; por ejemplo, crear una mezcla que profundice la respiración, abra el tercer ojo y calme la mente. Un día, alguien puede pedirle que cree un perfume personal; en este caso sus tres columnas pueden estar relacionadas con la selección de notas superiores, medias y básicas.

Por lo tanto, la razón por la que una persona lo está consultando, determinará su siguiente grupo de preguntas. Yo tendría un grupo de preguntas que cubrieran los principales sistemas del cuerpo y un grupo cubriendo todos los tipos de estrés. No se necesita preguntar todo, solamente utilizar las que son apropiadas.

Una vez ha concluido su cuestionario, haga firmar a la persona un desistimiento, asumiendo toda la responsabilidad al utilizar los aceites. Esto lo protegerá, particularmente porque es ilegal para nosotros como facultativos no licenciados prescribir, diagnosticar tratar cualquier condición médica. No podemos decir "Este aceite de manzanilla le servirá para su eczema" o "Quiero que se aplique este romero en el área del hígado tres minutos al día" o "parece como si tuviera las glándulas suprarrenales agotadas".

Una vez haya determinado cuáles son los aceites que cree que serían aplicables, lo mejor que se puede hacer es presentárselos a su cliente y permitirle que escoja aquellos por los que se sienta más atraído. No tiene que explicarle en detalle la razón por la que los ha escogido, aunque se puede referir al uso comúnmente aceptado de cada aceite: "La manzanilla ha sido usada tradicionalmente como un aceite antiinflamatorio" o lo que dice una autoridad: "Tisserand habla del árbol de té como un reforzador del sistema inmunológico". También se puede referir a investigaciones: "Se ha llevado a cabo un estudio reciente por unos científicos australianos, el cual demostró que el árbol de té era efectivo contra la candidiasis en el 85 por ciento de los casos". También se puede referir a su propia experiencia: "Encontré que el árbol de té era muy útil cuando tuve candidiasis". No diga "Quiero que use este árbol de té tres veces al día como tratamiento para su candidiasis".

Después de preparar la mezcla, puede dársela a su cliente con una lista de medios aceptados de utilizar los aceites y las instrucciones de cuánto aceite utilizar en cada caso, de forma que el cliente las instrucciones generales para su uso. No escriba en la botella "Agregue ocho gotas de aceite de romero a su baño dos veces al día". Su hoja debe decir "La cantidad recomendada de aceite esencial para usar en un baño es de seis a ocho gotas".

Si enfoca su consulta y la administración de los aceites en esta forma, no será acusado de practicar la medicina sin licencia y si hace firmar el desistimiento a sus clientes, asumiendo de esta manera su responsabilidad por su propia salud, usted está actuando simplemente como un consejero o asesor.

Es mejor llamarse a sí mismo aromaterapista o asesor en aromaterapia. Hasta ahora no existe licencia o reglamentación para la aromaterapia o para el uso de aceites en los Estados Unidos. Podemos utilizarlos porque aparecen en la lista de aditivos alimenticios GRAS (sigla en inglés para "generalmente reconocidos como seguros"), publicada por la Food and Drug Administration (Administración de Droga y Comida de los Estados Unidos o FDA). Hasta este escrito, la FDA no tenía planes para interferir en el uso de aceites con propósitos psicológicos y enfoca otros usos aromaterapéuticos sobre la base de caso por caso. Si se presentan reclamos abiertamente, como con las drogas, esto podría atraer una indeseada atención, así que debemos ser muy cuidadosos en lo que respecta a la forma como nos presentamos como facultativos. La National Association for Holistic Aromatherapy (Asociación Nacional para la Aromaterapia Holística) está estudiando el establecimiento de patrones profesionales y de entrenamiento para todos nosotros. Es mucho mejor que nos regulemos nosotros mismos, en lugar de que se nos impongan unas reglamentaciones estrictas.

Si ya se es un terapista de masajes, un cosmetólogo, acupunturista, quiropráctico, médico, enfermera registrada o cualquier otro profesional licenciado, puede utilizar los aceites dentro de su práctica ya establecida. Los requisitos para el licenciamiento difieren ampliamente en cada estado, así que si desea ponerse manos a la obra o masajear y no tiene licencia, es importante que determine sus requerimientos locales. Por favor, observe sus autoridades locales y cumpla con las regulaciones del área en la que vive.

Ética

Este es un asunto complicado —todos tienen sus propios valores—. Sin embargo, creo que es muy importante para nosotros tener nuestro propio código de ética como practicantes de la aromaterapia. Una de las consideraciones más importantes es trabajar dentro de sus propios límites. No pretenda saber más de lo que sabe y utilice los aceites de manera responsable y humilde; no subestime su poder y permita que estos le enseñen acerca de ellos mismos utilizándolos con respeto, sutil y cautelosamente.

Muy frecuentemente he visto los aceites usados en exceso, sobremezclados y causando daño, debido a la negligencia de las personas que los utiliza. Empléelos suavemente, orgulloso de su ocupación y ellos obrarán maravillas por usted.

Si somos practicantes holísticos, debemos respetar las leyes de la naturaleza, observar sus patrones e intentar vivir en armonía con la tierra. Espero que se esfuerce para evitar el exceso de comercialidad y explotación de la aromaterapia y de los aceites esenciales. Estos remedios no son solamente otro producto para ser vendido; contienen la misma fuerza de la vida. Sea lo más sencillo y honesto que pueda en todas sus actividades y cuando recomiende los aceites a los demás, inclínese hacia el lado de la precaución y la restricción.

Practique lo que predica, utilice los aceites en su vida personal y trate de hablar de la experiencia personal. Cuestione todas las cosas hasta que haya adquirido el conocimiento y sepa que es cierto por experiencia propia y por su trabajo interior. Luche por los patrones más altos en su entrenamiento y su práctica. Continúe haciendo preguntas y creciendo en su conocimiento. Entre más utilizo los aceites, más me enseñan; si usted lo permite, ellos le mostrarán mucho más de lo que cualquier libro, curso o profesor haya podido.

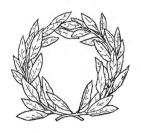

Apéndice:

los 24 aceites esenciales

La fuerza vital de la planta, llamada por los alquimistas el alma o "quintaesencia", los aceites esenciales, se encuentran en las raíces, en la corteza, en los tallos, en las hojas, en las resinas y en las flores de ciertas plantas y árboles. Los aceites son secretados por glándulas especiales, ductos o células en una o más partes de la planta y actúan como hormonas en la planta. Una planta generalmente contiene una pequeña cantidad de aceite esencial, tan poco como un décimo o diez por ciento. Las cualidades del aceite pueden variar en diferentes horas del día y en diferentes estaciones. El clima y el sitio de crecimiento influyen en las propiedades químicas finales.

Dentro de una planta, las esencias hacen parte de su desarrollo, ayudan a la polinización atrayendo ciertos insectos y aves y protege contra la infección, las bacterias y los hongos. Estas protegen a la planta del calor, mediante la evaporación producida en la superficie de las hojas y también puede actuar como un herbicida selectivo.

Características físicas

- Altamente volátiles, algunos más que otros. La diferencia de velocidades de evaporación y de tamaños moleculares crea una escala de "notas": superior, media y básica. Las botellas que contienen los aceites esenciales deben estar tapadas cuando no se estén utilizando.

- Altamente concentrados. Deben estar diluidos para prevenir una sobredosis. Una gota equivale a 25 tazas de infusión herbal; una gota de aceite de rosa equivale a 30 rosas.

- Sensibles a la luz y al calor. Manténgalos en botellas de vidrio oscuro, a temperatura constante moderada.

- Pueden destruir algunos plásticos y estropear la pintura.

- Se disuelven en lípidos o en alcohol pero no en agua.

- No son grasosos.

- Su vida útil es de hasta seis años, si se almacenan correctamente (los puros y las resinas tienen una vida útil más corta).

Propiedades terapéuticas

- La mayoría de los aceites esenciales son antisépticos, atacan las bacterias y los virus, descomponiéndolos y neutralizándolos.

- Algunos aceites esenciales contienen hormonas de plantas y antisépticos.

- Trabajan sinergísticamente. Entre más son interferidos, menos efectividad terapéutica tienen.

- Trabajan en armonía con las fuerzas vitales del cuerpo, para equilibrar y corregir las discordancias fundamentales en lugar de suprimir los síntomas.

- La mayoría de los aceites son citofilácticos; estimulan el crecimiento de nuevas células y estimulan la formación de tejidos.

Constituyentes químicos

Las propiedades de cada aceite esencial dependen de su estructura química; aunque esto comprende muchos elementos diferentes, un aceite y sus efectos terapéuticos pueden ser categorizados por sus constituyentes químicos principales:

- *Alcoholes:* Bactericida, energizante, vitalizador, diurético y antiviral.

- *Aldehídos:* Antiinflamatorio, calmante, sedante, antiviral.

- *Esteres:* Espasmódico, fungicida, antiinflamatorio, efectos en el sistema nervioso central.

- *Cetonas o ketonas:* Curación de heridas, mucolítico, dermatofílico, lipofílico.

- *Fenoles:* Bactericida, antihongos, estimulante inmunológico, vigorizante, térmico, irritante de la piel.

- *Sesquiterpenos:* Antiinflamatorio, antiviral, antiflogístico.

- *Terpenos:* Estimulante, irritante potencial, antiviral.

Métodos de uso y diluciones recomendadas

- *Baños:* Seis a ocho gotas en el baño y menor cantidad con aceites irritantes como el limón, la menta o el tomillo.

- *Quemadores (pebeteros):* De cuatro a seis gotas en la parte superior del quemador o hervidor de mezclas.

- *Compresas:* Seis gotas en un tazón de agua caliente o fría, recoger en un trapo, retorcer y aplicar en el área.

- *Inhalaciones:* Cuatro gotas en un tazón de agua caliente.

- *Masaje:* Solución al tres por ciento —tres gotas en una cucharadita de aceite portador o 18 gotas en una onza del mismo—.

- *Aceites portadores:* Semilla de albaricoque, avellana, aguacate, germen de trigo, colza, jojoba, sésamo, primavera nocturna, semilla de uva.

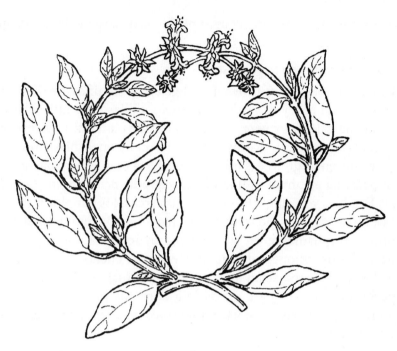

Albahaca

Nombre en Latín: Ocimum basilicum.

Familia botánica: Lamiaceae.

Orígenes: Asia, Norteamérica, Isla Reunión, Francia, Chipre, y las Islas Seychelles, al Este de Kenya en el Océano Indico.

Parte de la planta utilizada: Las copas florecidas y las hojas.

Método de producción: Destilación.

Velocidad de evaporación: Superior.

Constituyentes químicos: Fenol metilcavicol, linalol, alcanfor, cineol, eugenol, pineno.

Hábitos de crecimiento

La albahaca crece silvestre en todo el Mediterráneo y ha crecido en Inglaterra desde el siglo XVI. Es un arbusto anual, de dos a tres pies de alto, con un tallo en cuadro, de numerosas ramas, brillante, de dientes verdes, hojas de algunas pulgadas de largo y florece de junio a septiembre.

Conocimiento de la planta

La palabra basilicum proviene del griego y significa "real". Esta era considerada el rey de las hierbas. Sus semillas eran utilizadas en la medicina galénica y persa y se pensaba que para que la planta floreciera, ¡esta tenía que acompañarse con un lenguaje blasfemo y soez! En el antiguo Egipto, las hojas de albahaca eran esparcidas sobre las tumbas. La albahaca es una planta sagrada, *ocimum sanctum*, para los Hindúes y se cultivaba en macetas cerca a los templos y afuera de casi todas las casas. Se le atribuye a los dioses Vishnu y Krishna y se utiliza ampliamente en la medicina ayurvédica. De las raíces se hacían adornos que se lucían alrededor del cuello y de los brazos y de las semillas se hacían los rosarios. Las hojas eran colocadas en el pecho del muerto para ayudarle a abrir las puertas del cielo. Su dominio por parte de Marte y Escorpión se adapta perfectamente a estas historias.

Cualidades terapéuticas

Se cree que la albahaca es un aceite térmico, aunque tiene una cualidad refrescante como la menta. Sus acciones más conocidas son en el cerebro y en el sistema digestivo. Tiene propiedades antisépticas, antidepresivas, antiespasmódicas, carminativas, cefálicas, digestivas, emenagógicas, expectorantes, febrífugas, nerviosas, estimulantes de la corteza suprarrenal, estomacales, sudoríficas y tonificantes.

Aplicaciones prácticas

- *Mezcla:* La albahaca se mezcla bien con lavanda, cítricos y geranio.

- *Cerebro y sistema nervioso:* Esta es una de las aplicaciones clásicas de la albahaca. Es un buen remedio para los dolores de cabeza, las migrañas (también debido a su acción suavizante sobre el sistema digestivo), resfriados en la cabeza y para restaurar el cerebro, el sistema nervioso y las suprarrenales en los casos extremos de estrés y cansancio. Ayuda a aliviar la depresión y aclara el cerebro aturdido. También puede ayudar a enfrentar la aflicción y la ansiedad.

- *Sistema digestivo:* La acción carminativa de la albahaca ayuda en caso de náusea, vómito y dolores espasmódicos de estómago.

- *Sistema respiratorio:* La albahaca es un buen remedio antiespasmódico para la tos, la respiración asmática, la flema, el frío en los pulmones. También es efectiva en el tratamiento de la bronquitis, de la congestión de los senos nasales y de la pérdida del sentido del olfato.

- *Sistema reproductor:* Como emenagogo, la albahaca ayuda a estimular el retraso o la escasez de la menstruación, alivia los calambres y combate la infertilidad relacionada con la frialdad emocional o con preocupaciones mentales.

- *Cuidado de la piel:* Buena para la piel intoxicada y congestionada. Ayuda a estimular la circulación y la calidez necesaria para transportar los productos de desecho. Es un buen tónico, pero debe usarse con cuidado y en una dilución débil, debido a que puede irritar la piel sensible. También sirve como buen repelente de insectos.

- *Efectos psicológicos:* Estimula la claridad de pensamiento y de sentimiento. Reanimante y cálido, suaviza la mente y el corazón atribulados.

Métodos de uso

- *Cerebro y sistema nervioso:* Baños, quemadores, compresas para los dolores de cabeza, inhalaciones, masajes, perfume personal.

- *Sistema digestivo:* Como aceite de masaje para el estómago y el área de los riñones, compresas.

- *Sistema respiratorio:* Quemadores, frotes en el pecho, inhalaciones.

- *Cuidado de la piel:* Aceite de masaje muy diluido, rocío facial, compresas.

Notas adicionales

Siempre pienso en la albahaca como uno de los tríos cefálicos. Tiene un olor a regaliz agradable y de alguna forma, tiene una pequeña ventaja sobre la menta o el romero. Es penetrante, sin ser demasiado agudo.

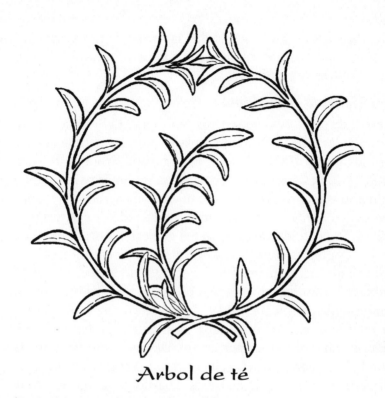

Arbol de té

Nombre en Latín: Melaleuca alternifolia.

Familia botánica: Myrtaceae.

Origen: Australia.

Parte de la planta utilizada: Hojas.

Método de producción: Destilación.

Velocidad de evaporación: Media.

Constituyentes químicos: Terpineol, alcoholes, monoterpenos.

Hábitos de crecimiento

Los árboles de té se encontraban originalmente sólo en una pequeña área pantanosa a lo largo de la costa norte de la Nueva Gales del Sur. Tienen un tronco largo y ramas con las hojas en la parte superior y son tan prolíficos que si se poda hasta dos pies dentro de la tierra, el árbol vuelve a tener un abundante follaje a los 18 meses siguientes. En la actualidad la demanda por el árbol de té se ha aumentado considerablemente y se están creando plantaciones para asegurar su suministro.

Conocimiento de la planta

El árbol de té es un viejo remedio aborigen. El Bundjaling utilizado trituraba las hojas como un emplasto para las heridas infectadas y para los problemas de la piel. Fue llamado árbol de té cuando el Capitán Cook y sus marinos cocinaban las hojas para cambiar su té ordinario y encontraron que era una bebida agradable y sabrosa. Es uno de los aceites esenciales más investigados científicamente; en 1925 A. R. Penfold, un químico del gobierno australiano fue el primero en publicar el hecho de que el aceite del árbol de té era doce grados más fuerte que el fenol. En 1930, un artículo en el *Medical Journal of Australia* comentaba sobre su no toxicidad y su efectividad como agente germicida. En 1937 se observó que la pus, la sangre u otro fluido orgánico aumentaba realmente el poder antiséptico del aceite en un diez o doce por ciento. Después de la Segunda Guerra Mundial, el interés por el aceite disminuyó con el amplio uso de los antibióticos, pero desde entonces, el árbol de té ha sido estudiado por mucha gente y se podría decir que se ha convertido en la cura milagrosa de los noventas, particularmente teniendo tanto que ver con el mejoramiento de la inmunización y con los extraños virus que están rondando.

Cualidades terapéuticas

Antibiótico, antiséptico, antiviral, bactericida, fungicida, inmunoestimulante, tónico cardiaco, sudorífico.

Aplicaciones prácticas

- *Mezclas:* El árbol de té tiende a dominar una mezcla. Una mezcla terapéutica poderosa es el árbol de té y clavo o eucalipto, ya que son de la misma familia. El árbol de té y la lavanda es agradable. También se mezcla bien con aceites cítricos como la naranja o el limón.

- *Sistema reproductor:* Vaginitis tricomonal, otras infecciones vaginales, leucorrea.

- *Sistema excretor:* Cistitis crónica, infecciones urinarias.

- *Cuidado de la piel:* Acné, quemaduras, sarpullido del pañal, úlceras, heridas, psoriasis.

- *Sistema respiratorio:* Resfriados, gripes, infecciones de la garganta, de los bronquios y de los senos nasales.

- *Cuidado dental:* Encías infectadas, úlceras bucales.

- *Sistema inmunológico:* Los médicos franceses están investigando, utilizando el árbol de té para el tratamiento del SIDA, así como de todas las anteriores; también lo utilizan para reforzar el sistema inmunológico antes de una cirugía. Infecciones virales: Herpes, influenza, verrugas, Epstein-Barr, fiebre glandular, zona, varicela (herpes zoster). Infecciones de hongos: Pie de atleta, tiña, infecciones de hongos bajo las uñas de los pies. Desequilibrio de la levadura. Candidiasis, afta.

Métodos de uso

- *Sistema reproductor:* Tapón remojado en una solución diluida (uno por ciento) de árbol de té, duchas, baños, pesarios vaginales.

- *Sistema excretor:* Baños de asiento, compresas, baños, crema local.

- *Cuidado de la piel:* Lociones, masaje, vaporización, compresas, baños.

- *Sistema respiratorio y senos nasales:* Aceite para masaje facial, inhalaciones, frotes en el pecho, compresas en el pecho, baños.

- *Cuidado dental:* Lavados bucales, diluido en aceite portador y frotado en las encías.

- *Sistema inmunológico:* Masaje (regular y linfático), baños, aplicar a las glándulas linfáticas, quemadores. Infecciones virales: Baños, masajes regulares, quemadores, inhalaciones. Infecciones por hongos. Baños en los pies, como loción para la piel, en el baño, compresas. Desequilibrios de la levadura. Aceite para masaje, baño, baño de asiento local, lociones.

Notas adicionales

Después de la lavanda, el árbol de té es uno de los aceites más útiles en el repertorio de los aromaterapistas. El eucalipto es específico para los pulmones y el sistema respiratorio, mientras que el árbol de té tiene la característica singular de actuar contra todas las tres categorías de los organismos infecciosos: bacterias, hongos y virus. Es el estimulante de inmunización más poderoso que tenemos. Ahora existe mucha investigación disponible sobre este aceite y una de las razones para esto es el interés francés en el reemplazo de antibióticos por aceites esenciales. Las aplicaciones ginecológicas también son un área de interés para el uso del árbol de té, particularmente contra la candidiasis. Es interesante que estos problemas surgen de la disonancia en los sistemas que generalmente son autorregulados.

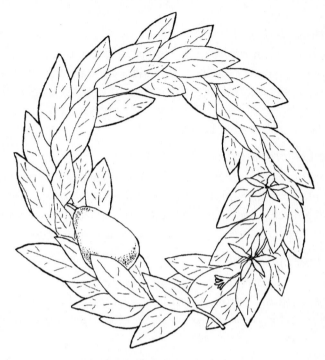

Bergamota

Nombre en Latín: Citrus bergamia.

Familia botánica: Rutaceae.

Orígenes: Sur de Italia, Costa de Marfil, Guinea.

Parte de la planta utilizada: La cáscara de la fruta pequeña en forma de naranja.

Método de producción: Exprimida; rinde 0,5 por ciento.

Velocidad de evaporación: Superior.

Constituyentes químicos: Linalol, limoneno, acetato de linalil, bergapteno, bergamotina, canfeno.

Hábitos de crecimiento

El aceite utilizado en aromaterapia no debe confundirse con la planta de bergamota, la cual es una hierba indígena de Norteamérica. El árbol crece hasta una altura de 15 pies, y las frutas son recogidas de diciembre a febrero.

Conocimiento de la planta

El aceite toma su nombre de la ciudad de Bergamo en Italia, donde se vendía primero la esencia. Utilizada ampliamente en la industria del perfume, la bergamota es uno de los ingredientes principales en la clásica agua de colonia. El aceite de bergamota también es utilizado para dar sabor al té Earl Grey.

Cualidades terapéuticas

La bergamota es uno de los aceites más agradables y reanimantes utilizado en la aromaterapia. Tiene cualidades analgésicas, antidepresivas, antisépticas, antiespasmódicas, cicatrizantes, desodorantes, digestivas, expectorantes, febrífugas, sedantes, vermífugas y curativas.

Aplicaciones prácticas

- *Mezclas:* La bergamota se mezcla bien con los florales: rosa, jazmín, neroli, lavanda y geranio. Una mezcla de lavanda, bergamota y geranio es un exquisito tonificador de la piel o un perfume.

- *Sistema nervioso:* La bergamota es un antidepresivo maravillosamente reanimante y lleva el ánimo de todos los aceites cítricos con una cualidad floral, cálida y más suave. Puede ser utilizado para la ansiedad, la tensión nerviosa, en convalescencia y para ayudar a regular los desórdenes en la alimentación, tales como la anorexia. Parece afectar el centro del corazón y tiene marcadas cualidades sedantes. También ayuda con el insomnio; una mezcla de lavanda y bergamota es buena para esto.

- *Sistema digestivo:* Otros usos clásicos para la bergamota son los de controlar las náuseas, estimular y regular la digestión y el hígado y ayudar a eliminar los cólicos y la flatulencia.

- *Sistema excretor:* Es uno de los mejores remedios para la cistitis, la leucorrea, la uretritis y el prurito vaginal, al igual que un buen antiséptico excretor.

- *Cuidado de la piel:* La bergamota es un excelente antiséptico en los casos de acné, piel grasosa y condiciones de piel infectada. Su aroma es apropiado para el cuidado de la piel, siempre y cuando se utilice en forma bien diluida (uno por ciento o menos). Sin embargo, el aceite aumenta la fotosensibilidad de la piel y por esto no debe usarse en áreas de la piel que vayan a ser expuestas a la luz solar. Es un desodorante y un repelente de insectos efectivo y puede ser útil en diluciones débiles, para la seborrea, el eczema, la psoriasis y las heridas que no sanan.

- *Sistema inmunológico:* Efectivo contra el herpes simple y es un fuerte agente antiviral. Puede ser utilizado para calmar la incomodidad en los casos de zona y de varicela. También es útil para bajar la fiebre. Tisserand dice que es efectivo contra los gonococos, los estafilococos, el coli, los meningococos, el bacilo de la difteria y el bacilo de la tuberculosis.

- *Sistema reproductor:* Algunos escritores lo sugieren para los tumores uterinos benignos.

Métodos de uso

- *Sistema nervioso:* Masaje, baños, quemadores, perfume personal, inhalación de aceite de un pañuelo durante el día.

- *Sistema digestivo:* Aceite para masaje, frotado sobre el abdomen.

- *Sistema excretor:* Baños de asiento, baños, lavado o ducha local (muy diluida, uno por ciento o menos). Aceite de masaje sobre la parte baja del abdomen y sobre los riñones.

- *Cuidado de la piel:* Agregue en una baja dilución a la crema, el aceite o la loción para la piel. No lo utilice antes de exponerse a la luz del sol. Tonificador: mezcle unas pocas gotas con dos o tres gotas de lavanda y una pequeña cantidad de vodka (cerca de media cucharadita), agréguelo a media pinta de agua destilada o agua de rosa. También puede ser utilizado en compresas.

- *Sistema inmunológico:* Baños, quemadores y masaje.

- *Sistema reproductor:* Baños de asiento, masaje local, compresas.

Notas adicionales

La bergamota es uno de los aceites cítricos más bellos, y tiene una nota floral que recuerda al neroli. Este fue el primer aceite esencial que compré y utilicé como perfume. Debemos agradecer a la industria del perfume por la existencia de la bergamota como aceite esencial.

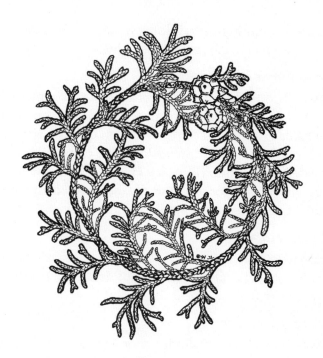

Ciprés

Nombre en Latín: *Cupressus sempervirens.*

Familia botánica: *Cupressaceae.*

Orígenes: Sur de Europa, Francia, Alemania e Italia.

Parte de la planta utilizada: Hojas y frutos ("nueces de ciprés").

Método de producción: Destilación.

Velocidad de evaporación: Media a básica.

Constituyentes químicos: Cimeno (ketona), alcanfor de ciprés, d-pineno, d-campeno, d-sisvestereno, sabinol (alcohol terpénico), ácido valérico.

Hábitos de crecimiento

El ciprés es un árbol perenne, alto, de forma cónica, el cual ha sido utilizado desde la antigüedad. Puede crecer hasta una altura de 66 pies, tiene ramas cortas y hojas pequeñas y escamosas. Las flores masculinas son diminutas; las flores femeninas son de color verde brillante y crecen en conos en forma de huevo.

Conocimiento de la planta

El ciprés ha sido tradicionalmente el árbol de los cementerios. Platón aludiendo a su naturaleza siempre verde, decía que simbolizaba la inmortalidad del alma. Los persas creían que este era el Arbol del Paraíso. Los griegos y los romanos ofrecían ciprés a los dioses de la muerte y del inframundo (Plutón y Hades) y los egipcios lo utilizaban para sus sarcófagos, ya que era considerado prácticamente indestructible. *Sempervirens* significa siempre viviente.

Cualidades terapéuticas

Antirreumático, antiespasmódico, antisudorífico, astringente, desodorante, diurético, hepático, restaurador del sistema nervioso, estíptico, vasoconstrictor.

Aplicaciones prácticas

El ciprés es bueno para cualquier condición que incluya exceso de fluidos en el cuerpo: edema, incontinencia, perspiración excesiva, encías sangrantes, flujo menstrual abundante, etc.

- *Mezclas:* El ciprés se mezcla bien con el junípero, la lavanda, el pino y el sándalo.

- *Sistema reproductor:* Problemas de menopausia, periodos fuertes, sangrado entre periodos, fibroides, desequilibrios hormonales. Estimula la secreción endocrina.

- *Sistema circulatorio:* Astringente, detiene las hemorragias, alivia los hemorroides y las venas varicosas. Tónico del sistema en general.

- *Sistema respiratorio:* Antiespasmódico para los bronquios, ayuda a detener la tos espasmódica.

Métodos de uso

- *Sistema reproductor:* Baños, compresas, duchas, masajes.
- *Sistema circulatorio:* Baños, masajes.

- *Sistema respiratorio:* Quemadores, frotes en el pecho, inhalaciones, compresas.

Notas adicionales

El junípero y el ciprés están relacionados y comparten algunas de sus propiedades. El junípero ayuda a liberar el exceso de fluido y el ciprés ayuda a detenerlo. Ambos trabajan en los niveles del fluido corporal; el junípero es más diurético, mientras que el ciprés es más astringente.

Eucalipto

Nombre en Latín: Eucalyptus globulus (también se utilizan otros qui-miotipos, tales como *Eucalyptus citriodora, Eucalyptus dives* y *Eucalyptus radiata*).

Familia botánica: Myrtaceae.

Orígenes: Australia, Tasmania, Algeria, Francia, las Américas.

Parte de la planta utilizada: Las hojas.

Método de producción: Destilación.

Velocidad de evaporación: Superior.

Constituyentes químicos: Eucaliptol, felandreno, aromadendreno, eudesmol, pineno, alcanfeno, aldehídos valéricos.

Hábitos de crecimiento

El eucalipto es uno de los árboles de más rápido crecimiento en el mundo, alcanzando alturas de hasta 480 pies. Debido a que su enorme sistema de raíces absorbe vastas cantidades de agua, ha sido plantado en áreas pantanosas infestadas de malaria, para secar el suelo y purificar el aire. El eucalipto florece de noviembre a diciembre. Tiene hojas altamente aromáticas de color verde-azul, en forma de corazón cuando están jóvenes y largas y lanceoladas en su madurez. Existen más de 300 variedades de eucalipto y el árbol de té proviene de la misma familia. Cerca de 50 especies ofrecen un aceite valioso.

Conocimiento de la planta

El explorador y botánico Barón Ferdinand von Muller sugirió en el siglo XIX, que la fragancia del árbol podría resultar antiséptica. El gobierno francés envió semillas a Algeria durante la década de 1850 y muchas áreas pantanosas dominadas por enfermedades fueron convertidas en secas y saludables. El nombre eucalipto significa "bien cubierto", lo cual se refiere a la pequeña tapa que cubre el brote de la flor antes de que florezca, y globulus significa "bola pequeña", lo cual se refiere a la forma de botón de la fruta. El eucalipto también ha sido denominado el árbol de la fiebre de Australia, la goma azul y la cepa lanuda. Los aborígenes consideraban que este curaba todo y utilizaban las hojas para sanar heridas muy serias.

Cualidades terapéuticas

El eucalipto es analgésico, antiséptico, antiespasmódico, cicatrizante, desodorante, depurativo, diurético, expectorante, febrífugo, hipoglicemiante, rubefaciente, estimulante, vermífugo y vulnerario.

Aplicaciones prácticas

- *Mezclas:* El eucalipto es dominante en una mezcla, así que si no se quiere este efecto, se debe tener cuidado de la cantidad a adicionar. Se mezcla bien con otros aceites de árbol, tales como pino y con resinas tales como el benjuí. La lavanda siempre es un buen amigo.

- *Sistema respiratorio:* Es uno de los mejores remedios para las vías respiratorias, es antiséptico, expectorante y antiespasmódico. Ayuda a secar la flema y combate la sinusitis. También ha sido indicado para el enfisema, la neumonía, la bronquitis, la tuberculosis, el asma, la tos y la congestión pulmonar. Se dice que el eucalipto tiene una acción antiviral; los rociadores de aire que lo contienen son altamente efectivos para matar las bacterias transmitidas por el aire. Cuando dos de sus constituyentes químicos, aromadendreno y felandreno, se ponen en contacto con el aire, producen ozono, le dificulta la supervivencia a las bacterias. Eucalipto, pino y tomillo, forman un buen antiséptico y una mezcla antibacterial para dispersar en los cuartos de los enfermos. Esta mezcla, con lavanda incluída, es una buena inhalación para las condiciones bronquiales y para las infecciones de la garganta.

- *Fiebres:* El eucalipto es de gran ayuda para bajar la fiebre, para tratar con fiebres intermitentes o condiciones en las cuales se alternan los escalofríos y la fiebre. El eucalipto diluido puede ser aplicado en baños con esponja y el aire se puede saturar con rociadores y difusores. Valnet lo menciona para uso particular en la malaria, el tifo, el sarampión y la fiebre escarlatina. Patricia Davis también sugiere su uso en la varicela.

- *Cuidado de la piel:* Altamente antiséptico, útil para tratar quemaduras y heridas, herpes y sus ampollas. También es efectivo como repelente de insectos, para crear tejido nuevo, para remover alquitrán de la piel y como desodorante.

- *Sistema urinario:* El eucalipto funciona como un antiséptico urinario, útil en las infecciones urogenitales, tales como la inflamación del cuello del útero, cistitis, pielitis y nefritis. Es útil para la limpieza de infecciones vaginales que incluyen supuración. Tiene un efecto diurético suave y ayuda a aumentar la excreción de la úrea.

- *Articulaciones:* Debido a sus cualidades antirreumáticas y antineurálgicas, también es útil para agregarse a las mezclas para el reumatismo. También es rubefaciente y puede ser útil para aumentar la circulación el calor en una articulación adolorida.

- *Efectos psicológicos:* Aclara la mente, es un respiro de aire fresco, evoca la limpieza, abre espacios y enfría la fiebre.

Métodos de uso

- *Sistema respiratorio:* Inhalaciones, baños, frotes para el pecho y la espalda, compresas para el pecho, difusores.

- *Fiebres:* Baños fríos con esponja.

- *Cuidado de la piel:* Compresas, rociado diluido (del uno al dos por ciento), aceite sobre la piel, baños, cremas y ungüentos.

- *Sistema genito-urinario:* Baños de asiento, masaje local, pesarios para infecciones vaginales, duchas diluidas.

- *Articulaciones:* Compresas, aceites para masaje, baños.

Notas adicionales

Es uno de los aceites más ampliamente utilizados y más conocidos, para tener en el botiquín de la casa, así como en su bolsa clínica, en todas las ocasiones. Casi todas las condiciones respiratorias se pueden tratar con eucalipto, así como los virus y las bacterias que pueden causar estos problemas. Es bueno incluir eucalipto en una mezcla cuando se sabe que alguien va a ser más receptivo a los aceites utilizados utilizados si la mezcla huele a medicina. El eucalipto tiene un olor familiar para la mayoría de las personas, lo cual se confirma cuando se están usando aceites que no se han experimentado antes.

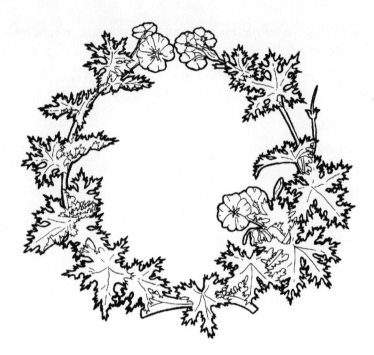

Geranio

Nombre en Latín: Pelargonium odorantissimum y otras variedades, *Pelargonium graveolens* (también *Pelargonium capitatum*) o *geranio rosa.*

Familia botánica: Geraniaceae.

Origen: Algeria, Isla Reunión, Madagascar y Guinea.

Parte de la planta utilizada: Toda la planta.

Método de producción: Destilación del tallo.

Velocidad de evaporación: Media a Superior.

Constituyentes químicos: Geraniol, cidronelol, linalol, terpineol y alcohol.

Hábitos de crecimiento

Pelargoniums crece entre tres y cuatro pies de alto en un jardín herbal, pero también es cultivado como planta casera. Solamente el

Pelargonium perfumado es utilizado para la destilación del aceite esencial, del cual existen cerca de siete variedades diferentes, fuera de los más de 700 diferentes tipos de geranios. El *pelargoniums* tiene hojas suaves y peludas, divididas en tres secciones, las cuales están cortadas alrededor de las puntas; el geranio rosa tiene flores lavanda o rosadas. Prefieren una posición cubierta y cálida, un suelo húmedo y bien drenado y mucho sol. Son perennes pero a menudo crecen como anuales. Son las hojas más que las flores las que son aromáticas.

Conocimiento de la planta

El nombre geranio se deriva de la palabra griega *geranos* o "grulla", debido a que las vainas de la semilla tienen la forma del pico de una grulla. Los *Pelargoniums* son nativos de Sur Africa; fueron introducidos a Europa en 1690 y comenzaron a ser cultivados por la industria perfumera francesa para el "aceite de geranio rosa", el cual es utilizado con frecuencia para adulterar el aceite de rosa. Culpeper atribuye la planta a Venus.

Cualidades terapéuticas

Tónico, astringente, hemostático, antiséptico, antidiabético, anticáncer, cicatrizante, antiséptico, analgésico, parasiticida, repelente de insectos, antidepresivo, diurético, estimulante de la corteza suprarrenal, equilibrador hormonal.

Apicaciones prácticas

- *Mezclas:* Dos de los compañeros favoritos del geranio son la lavanda y la bergamota, y los tres forman una mezcla formidable. También se mezcla bien con el jazmín y la rosa y los aceites cítricos dan la nota aguda en el geranio.

- *Condiciones de la piel:* El geranio es antiséptico, antiiflamatorio, bueno para el eczema, para heridas que son llorosas y que no quieren sanar, quemaduras y úlceras, es astringente sin efecto secador, es suavizante y aliviador de las membranas mucosas. Equilibra la producción de grasa en al piel, por lo que es bueno para todo tipo de piel. También es un buen repelente de insectos.

- *Sistema circulatorio:* El geranio es hemostático, lo que lo hace útil para detener hemorragias (por ejemplo, sangrado nasal, heridas o períodos menstruales fuertes). Es un tónico para el bazo.

- *Sistema nervioso:* Antidepresivo y no es sedante como muchas personas dicen; de hecho, he descubierto que el geranio es muy estimulante.

- *Sistema endocrino:* Tiene un efecto estimulante en la corteza suprarrenal, lo cual ayuda a equilibrar las hormonas, tales como las hormonas sexuales, por lo cual es indicado cuando el sistema hormonal está desbalanceado. Valnet lo señala como antidiabético; parece que trabaja para equilibrar el páncreas y los niveles de azúcar en la sangre. La excesiva producción de leche y la congestión de los senos se puede aliviar con geranio. Como astringente, también alivia la excesiva perspiración.

- *Sistema reproductor:* Ayuda a producir estrógeno y alivia la retención de fluido antes del periodo menstrual. Alivia la hemorragia uterina y actúa posiblemente sobre los tumores uterinos.

- *Sistema excretor:* Ayuda con la retención de fluido, es un tónico para los riñones; es útil en los tratamientos de la celulitis. Como antiséptico excretor, reduce la diarrea y el moco en la defecación y en la orina. Ayuda a aliviar los cálculos en la vejiga, la ictericia y es un tónico para el hígado.

Métodos de uso

- *Piel:* Lociones, aceites, compresas, baños, tratamiento facial.

- *Sistema circulatorio:* Baños, masaje general y local.

- *Sistema nervioso:* Baños, masaje, inhalaciones.

- *Sistema endocrino:* Baños, masaje general y local, compresas, inhalaciones.

- *Sistema reproductor:* Baños, duchas, compresas, masaje sobre las glándulas endocrinas, baños de asiento.

- *Sistema excretor:* Masaje sobre los órganos, compresas y baños.

Notas adicionales

Siempre pienso en el geranio como el gran equilibrador. Parece tener una cualidad de equilibrador hormonal y emocional extrema, y parece permanecer en el medio, entre los aceites de la flor y de las hojas, con su dulce verdor.

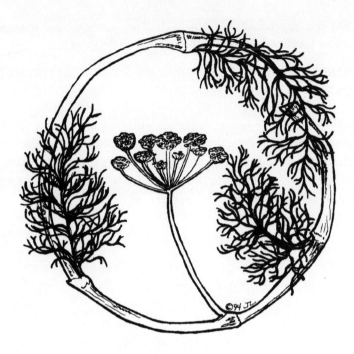

Hinojo

Nombre en Latín: *Foeniculum vulgare. Foeniculum vulgare dulce* es el hinojo que se cultiva como verdura.

Familia botánica: *Apiaceae.*

Orígenes: Italia, California, India, Japón, Europa central, Inglaterra, El Mediterráneo y la Costa de Gales.

Parte de la plana utilizada: Semillas trituradas.

Método de producción: Destilación; rinde del 2.5 al 5 por ciento.

Velocidad de evaporación: Media.

Constituyentes químicos: Trans-anetol, fencona, limonona, estragol, alfa-pinona, mircena, cineol, paracimena, pinona, anisaldehido, alcanfeno, cis-anetol, alfa felandreno.

Hábitos de crecimiento

El hinojo, un árbol perenne, tiene hojas plumosas de color verde brillante y crece hasta cinco o seis pies de alto aproximadamente. Tiene flores amarillas, las cuales florecen de junio a septiembre. Las semillas, las cuales realmente son frutos, tienen cerca de un cuarto de pulgada de largo. Los apicultores lo cultivan a menudo como una planta de miel.

Conocimiento de la planta

El hinojo es una de las plantas más antiguamente cultivadas, la cual era muy estimada por los griegos y por los romanos. Los griegos lo llamaban "maratón", significando que crecía delgado. Los atletas lo comían para obtener energía sin engordar, y las mujeres romanas lo comían para evitar engordarse. Hipócrates y Dioscórides lo mencionan para la estimulación de leche en madres que están amamantando. Plinio lo recomendaba para la vista física y para la clarividencia; el hinojo ha sido considerado por mucho tiempo como una hierba mágica. Carlomagno decretó en el año 812 de la era cristiana que este debería cultivarse en todos los jardines imperiales. En la Inglaterra medieval, era utilizado para rechazar la brujería y los espíritus malignos y era masticado en los días de ayuno para evitar el hambre.

Propiedades terapéuticas

Antiséptico, antiespasmódico, antitóxico, carminativo, diurético, emenagogo, laxante, esplenético, estomacal, tónico.

Aplicaciones prácticas

- *Mezclas:* El hinojo generalmente domina una mezcla, así que si se quiere acompañar con un olor dulce y anisado, las mezclas de semillas como el comino, el cilantro, la semilla de anís y el hinojo, generalmente son exitosas. Además, el hinojo se puede oler en cualquier mezcla que lo contenga. Los aceites calientes, tales como la pimienta negra, pueden ser lo suficientemente fuertes para contrarrestarlo y podrían formar una combinación interesante.

- *Sistema digestivo:* Es una de las cuatro semillas calentadoras (junto con la semilla de anís, la alcaravea y el cilantro); es un tónico para la digestión, el hígado y el bazo, es antiespasmódico, seca la mucosa en los intestinos, detiene la flatulencia, ayuda a regular el apetito, elimina las toxinas del sistema, ayuda en casos de náusea, de indigestión, cólicos e hipo. El té de hinojo es bueno para consumo interno.

- *Sistema urinario:* Diurético, antiséptico de las vías urinarias, combate la retención de la orina, los cálculos renales y el ácido úrico en la orina.

- *Antídoto:* Ayuda a remover las toxinas del sistema circulatorio, es un antídoto para las hierbas y hongos venenosos y el envenenamiento con alcohol.

- *Sistema endocrino:* Ayuda a corregir la menstruación irregular o escasa y la insuficiencia de estrógeno, ayudando al cuerpo a producirlo. Está contraindicado para mujeres con cáncer de seno o en el sistema reproductor, para mujeres que toman píldoras anticonceptivas y para mujeres embarazadas. Estimula la producción de leche en el seno y es útil para aliviar los senos congestionados.

- *Encías:* Fortalece las encías y de ahí su uso en pastas dentales.

Métodos de uso

- *Sistema digestivo:* Una buena forma de utilizar el hinojo internamente es hacerlo con otro aceite de semilla en infusiones. También es efectivo el masaje o el uso de compresas sobre el abdomen y los intestinos.

- *Sistema urinario:* Infusiones, baños, masajes y compresas sobre los riñones.

- *Antídoto:* Use internamente como infusión o en una emergencia, tres o cuatro gotas en miel.

- *Desintoxicante:* Baños, masajes, trabajo linfático, tratamientos para la celulitis.

- *Sistema endocrino:* Masaje, baños, compresas locales, masajes, tés.

- *Encías:* Enjuague bucal (unas pocas gotas en agua tibia).

Notas adicionales

El hinojo es uno de los aceites más útiles para utilizar cuando se trabaja con los sistemas digestivo o endocrino y el té de hinojo es una de las infusiones herbales más útiles. Considerado caliente y seco, parece tener un efecto sobre los mecanismos de fluido del cuerpo.

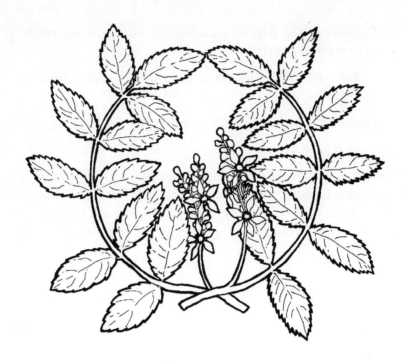

Incienso
(también conocido como olíbano)

Nombre en Latín: Boswellia carteri.

Familia botánica: Burseraceae.

Orígenes: Africa Oriental, Sur de Arabia, Irán y Líbano.

Parte de la planta utilizada: Resina.

Método de producción: Destilación; rinde del 4 al 7 por ciento.

Velocidad de evaporación: Básica.

Constituyentes químicos: L-pinona, diptenteno, felandreno, alcanfeno, olibanol y varias resinas.

Hábitos de crecimiento

El incienso es un árbol pequeño que crece en climas calientes y secos. Tiene hojas y flores compactas que requieren poca agua. Toda la planta es aromática y todas las partes son quemadas para incienso.

Conocimiento de la planta

El incienso es conocido como uno de las plantas sagradas de la antigüedad. En esa época, el incienso, el oro y la mirra eran las tres sustancias más valiosas conocidas por el hombre y fueron ofrecidas por los tres sabios en la Biblia al niño Jesús en reconocimiento de su divinidad. Este siempre ha sido asociado con el culto religioso y era utilizado originalmente como incienso. Se considera que purifica el entorno de espíritus malignos y todavía es utilizado en las iglesias ortodoxas. "Frank" (de la palabra original en inglés "frankincense") significa "lujoso" en francés y "encens" significa incienso. Con frecuencia es denominado incienso; se cree que el nombre *olibanum* se deriva del Latín para "Aceite de Líbano".

Cualidades terapéuticas

El incienso es antiséptico, astringente, carminativo, cicatrizante, digestivo, diurético, sedante, tónico, uterino y vulnerario.

Aplicaciones prácticas

- *Mezclas:* El incienso se mezcla bien con las otras resinas tales como la mirra, con maderas tales como el sándalo, con aceites de especias y cítricos.

- *Sistema respiratorio:* Al igual que el eucalipto, el incienso tiene un efecto positivo en el sistema respiratorio. Es un buen expectorante y tiene un efecto suavizante y desecante en las membranas mucosas. Es cálido y seco y por lo tanto es bueno para todos los excesos de flema, bien sea en los pulmones, el estómago o en el vientre. Patricia Davis dice que una de sus funciones principales es la de regular y profundizar la respiración y es por esto que es tan útil en la meditación y en la práctica espiritual. Sus propiedades antisépticas lo hacen útil para las infecciones pulmonares y también para tratar el asma.

- *Cuidado de la piel:* El incienso fue utilizado ampliamente para el cuidado de la piel en el Egipto y Grecia antiguos. Algunos escritores dicen que era utilizado para el embalsamamiento. Se sabe que ayuda a retrasar los efectos del

envejecimiento en la piel y que es un excelente tratamiento rejuvenecedor para la piel madura.

- *Sistema circulatorio:* Sus cualidades astringentes hacen de
este aceite un buen remedio para el sangrado excesivo de
cualquier tipo.

- *Efectos psicológicos:* El incienso siempre ha sido utilizado
en este campo. Es un purificador psíquico y un buen
aceite para quemar cuando se quiere limpiar el área a su
alrededor de vibraciones discordantes. Ayuda a guiar
hacia la luz y parece abrir los chakras más elevados. Definitivamente eleva la mente, el espíritu y las emociones y se
dice que es excelente para cortar lazos y recuerdos que nos
ligan al pasado. Ayuda a la liberación de obsesiones, miedos y ansiedades y a depositar la fe en algo superior. Yo lo
uso con frecuencia cuando me siento desconectada del
espiritu o siento que alguien sufre por falta de fe.

Métodos de uso

- *Sistema respiratorio:* Frotes en el pecho, inhalaciones,
compresas, baños, difusores.

- *Cuidado de la piel:* Lociones, aceites para masajes faciales,
inhalaciones, mascarillas.

- *Efectos psicológicos:* Quemadores, difusores, baños, masajes.

Notas adicionales

Creo que este aceite es algo especial. Habla de siglos de devoción, de
aspiración y creencia espiritual y lleva la magia de reinos desconoci-
dos. Es un aroma que uno recuerda profundamente en el alma y es
un pozo de agua curativa en períodos de duda y cuando se está
rodeado de materialismo y superficialidad.

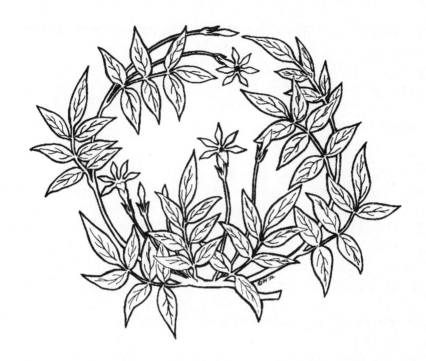

Jazmín

Nombre en Latín: *Jasminum officinalis, Jasminum grandiflorum.*

Familia botánica: *Oleaceae.*

Orígenes: Irán, Kashemir, norte de la India, Algeria, Marruecos, Francia, China, Egipto, Italia, Turquía.

Parte de la planta utilizada: Las flores.

Método de producción: Absorción o extracción de solvente.

Velocidad de evaporación: Básica.

Constituyentes químicos: Metil antranilato, indol, bencil alcohol, bencil acetato, linalol y linalil acetato.

Hábitos de crecimiento

El jazmín es una planta trepadora como la vid, con flores blancas en forma de embudo y hojas pequeñas ovaladas de color verde oscuro.

Florece de julio a octubre y es nativa de las partes cálidas del hemisferio oriental. Las flores son recolectadas en la noche, cuando la planta es más aromática y las flores liberan el aceite esencial durante varios días después de su cosecha. Existen más de 200 especies de jazmín, pero el aceite esencial se extrae de las dos variedades mencionadas anteriormente.

Conocimiento de la planta

El nombre jazmín proviene de la palabra persa "jasemin" y de la árabe "ysmyn". En el siglo I de la era cristiana, Dioscórides escribió que el jazmín era utilizado para perfumar el aire en los banquetes. Para los chinos, quienes utilizan la variedad *Jasminum sambac* para perfumar su té, simbolizaba la dulzura femenina. En la India, el aceite era extraído colocando las flores de jazmín en medio de semillas de sésamo calientes y desvainadas, las cuales adquirían el aroma de las flores. Este aceite se utilizaba para dar aroma al cabello y al cuerpo. En el arte cristiano medieval, el jazmín era asociado con la virgen María. Soñar con jazmín se suponía que traía buena suerte, especialmente en el amor, y en el lenguaje de las flores utilizado en el amor cortés de la Edad Media, el jazmín representaba elegancia.

Cualidades terapéuticas

Antidepresivo, antiséptico, antiespasmódico, afrodisiaco, galactagogo, ayuda al parto, sedante, tónico.

Aplicaciones prácticas

- *Mezclas:* El jazmín es tan precioso que es una pena mezclarlo con cualquier otro. A algunas personas no les gusta su dulzura y le añaden bergamota para bajarle el tono. El geranio también es amigo del jazmín.

- *Efectos psicológicos:* Ayuda a vencer la falta de confianza, la depresión y la ansiedad e infunde optimismo, combate la indiferencia y la depresión postnatal. Es afrodisiaco y restaura la confianza sexual.

- *Problemas femeninos:* Leucorrea. Facilita el parto, es analgésico en el nacimiento del niño, estimula el flujo de leche, ayuda a la expulsión de la placenta, ayuda a combatir la frigidez.

- *Problemas sexuales masculinos:* Ayuda con los problemas de la próstata. También, calienta y fortalece los órganos sexuales masculinos.

- *Cuidado de la piel:* Bueno para tratar la piel caliente, seca y sensible.

Métodos de uso

- *Efectos psicológicos:* El primer método de uso debe ser el masaje, ya que el nivel que rige principalmente el jazmín es el emocional. Es muy costoso para hacerlo bajar por el desagüe después de un baño. También puede utilizarse como perfume personal, aplicando una gota en las muñecas, en el corazón o detrás de los oídos.

- *Problemas femeninos:* El jazmín es un aceite maravilloso para masajes durante el nacimiento del niño. También es utilizado para ser inhalado o frotado sobre los pechos en una forma muy diluida para estimular el fluido de leche materna.

- *Problemas sexuales masculinos:* Puede ser utilizado para un masaje sexual o como perfume personal.

- *Cuidado de la piel:* Lociones, aceites faciales, compresas.

Notas adicionales

Si la rosa es la reina de los aceites, el jazmín es el rey. El aroma del jazmín es cálido, sensual, reafirmante e inspira amor por la vida cuando todo parece muy difícil de soportar. Su hermosa esencia hace de este aceite uno de los mejores aceites para utilizar cuando las inseguridades psicológicas y emocionales nos están minando. Tiene grandes cualidades reanimantes y una cualidad dulce y casi empalagosa que penetra hasta lo más recóndito del alma. Es una de los aceites esenciales grandiosos.

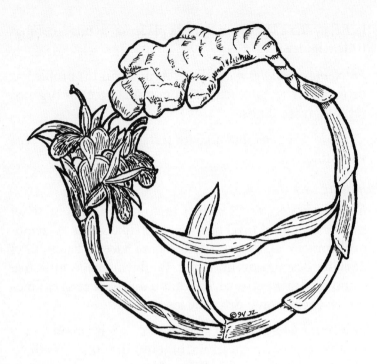

Jengibre

Nombre en Latín: *Zingiber officinale.*

Familia botánica: *Zingiberaceae.*

Orígenes: India, Indias Occidentales (particularmente Jamaica), Africa, China, Filipinas, Tahití.

Parte de la planta utilizada: La raíz.

Método de producción: Destilación; rinde del uno al tres por ciento.

Velocidad de evaporación: Media a básica.

Constituyentes químicos: Felandreno, alcanfeno, jengibereno, alcoholes sesquiterpenoides, jengibrol, jegibrona.

Hábitos de crecimiento

El jengibre crece en climas cálidos, húmedos y libres de heladas. Se dice que el mejor jengibre proviene de Jamaica. Es una planta perenne, de tallo largo de tres a cuatro pies, tiene hojas redondas de seis a doce pulgadas de largo y de una a dos pulgadas de ancho. Un tipo de tallo sostiene las hojas y el otro sostiene las flores, las cuales se parecen a la orquídea y pueden ser blancas, púrpura o amarillas. Las guirnaldas hawaianas tienen con frecuencia lirios de jengibre, además flores de jazmín, clavel y gardenia. La propagación es por segmentos derizoma (o raíz), la cual es la parte valiosa de la planta por sus cualidades medicinales. Las raíces son arrancadas después de que el tallo se marchita, entre enero y febrero, después de lo cual son lavadas y secadas. El jengibre blanco es la raíz del jengibre que ha sido pelada. El jengibre negro no está pelado. El jengibre verde es la raíz fresca, la cual es utilizada a menudo en la culinaria y como té de jengibre.

Conocimiento de la planta

El jengibre fue uno de los remedios más apreciados en la antigüedad. El nombre jengibre proviene de una palabra latina que se deriva del sánscrito grinavera, que significa "cuerpo en forma de cuerno", refiriéndose a la forma de las raíces. El nombre antiguo utilizado por los griegos y los romanos era Zingibar. En los escritos de Dioscórides e Hipócrates se menciona que el jengibre tiene propiedades digestivas y térmicas. Los romanos lo utilizaban principalmente en las artes culinarias. Este es nativo de Asia y era cultivado en India y China, abriéndose camino hacia Europa a través de la ruta de las especias durante las Edad Media. Era importante en la medicina china como una hierba caliente y con una afinidad específica por los pulmones y los intestinos. Los españoles lo introdujeron a Suramérica durante el siglo XVI. En 1600 fué llevado a Inglaterra por un tal Lord Zouche, quien era un estupendo viajero y el propietario de un famoso jardín botánico en Londres. Durante la Edad Media fue un saborizante popular y era utilizado en casi todos los platos. En la *Doctrina de sellos* se pensaba que era útil para el sistema digestivo debido a su semejanza con los intestinos enroscados.

Cualidades terapéuticas

Carminativo, estimulante, rubefaciente, aperitivo, estomacal, antiséptico, tónico, febrífugo, analgésico.

Aplicaciones prácticas

- *Mezclas:* El jengibre se mezcla bien con los aceites cítricos y las maderas y resinas. Una mezcla con eucalipto o árbol de té también puede ser interesante, particularmente para la gripe en el invierno.

- *Sistema digestivo:* Bueno para la dispepsia, la flatulencia, el cólico, la gota, las náuseas, el mareo y el vómito. Calienta y estimula el estómago y los intestinos, ayuda a hacer más aceptables otras fórmulas para el sistema digestivo (agregue un poco de jengibre fresco o tintura de jengibre a las infusiones herbales u otros tintes); también ayuda a otros aceites a alcanzar sus órganos objetivo. Té de jengibre para uso interno: hierva a fuego lento durante diez minutos una onza de jengibre fresco en una pinta de agua. Es bueno para los calambres, la indigestión, la náusea y con miel y limón para los resfriados y la gripe.

- *Sistema respiratorio:* El jengibre estimula los pulmones para expulsar la flema y también ayuda a estimular el sistema inmunológico. Los chinos consideran que es uno de los principales remedios para los pulmones, ya que tiene cualidades térmicas, dispersantes y desecantes. Por lo tanto, es bueno para condiciones en donde existe un exceso de humedad, como por ejemplo la flema.

- *Sistema excretor:* El jengibre es bueno para la diarrea.

- *Problemas de articulaciones:* Es un aditivo maravilloso para cualquier mezcla para el dolor reumático, para problemas de la espina dorsal o las articulaciones y para dolores musculares, debido a sus cualidades térmicas y rubefacientes.

- *Sistema reproductor:* Ayuda a estimular la menstruación retardada y alivia los calambres. También es bueno para el frío en esta época del mes y para estimular el flujo si este se produce muy lentamente.

Métodos de uso

Yo utilizo el jengibre muy parcamente, quizás tres gotas en una onza de aceite portador o como parte de una mezcla.

- *Sistema digestivo:* Té, masaje local sobre el abdomen.

- *Sistema respiratorio:* Frote en el pecho, jengibre en el baño, té caliente de jengibre con limón y miel, quemadores.

- *Sistema excretor:* Baños, masaje local sobre el abdomen y los riñones.

- *Articulaciones:* Masaje local con aceite, compresas calientes, baños.

- *Sistema reproductor:* Masaje local, baños, compresas para el abdomen.

Notas adicionales

El jengibre es uno de mis aceites favoritos. Encuentro en sus propiedades calentadoras un excelente aditivo para mis mezclas y no es tan fuerte como la pimienta negra, por ejemplo. Como ejercicio, compare los diferentes aceites "calientes" y vea si puede encontrar alguna diferencia en sus cualidades térmicas. Sin embargo, sea cuidadoso con él, ya que puede volverse irritante rápidamente si utiliza demasiado. Para uso interno, el té puede ser útil, particularmente en el invierno.

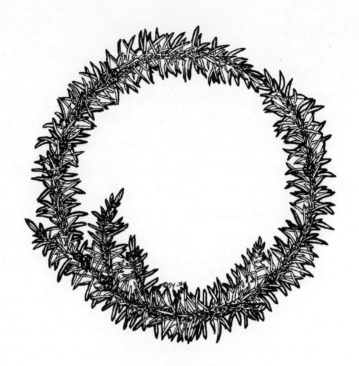

Junípero

Nombre en Latín: *Juniperus communis.*

Familia botánica: *Cupressaceae.*

Orígenes: Canadá, Francia, Italia, Marruecos, España, Suecia, Yugoslavia.

Parte de la planta utilizada: Bayas, ramas y madera. El mejor aceite se extrae de las bayas.

Método de producción: Destilación; rinde hasta el dos por ciento.

Velocidad de evaporación: Media.

Constituyentes químicos: El aceite esencial contiene borneol e isoborneol, cadineno, pineno, alcanfeno, terpineol, alcohol terpénico, alcanfor junípero.

Hábitos de crecimiento

El junípero es un árbol pequeño siempre verde, de hojas pequeñas y espinosas. Crece en pendientes de caliza, parques naturales y páramos; tiene de cuatro a doce pies de alto y florece de abril a junio. Las bayas son inicialmente verdes, volviéndose de color púrpura oscuro a negras cuando se maduran. La planta macho tiene flores amarillas y la hembra tiene flores verdes. Las bayas que son destiladas para extraer el aceite, son producidas por la planta hembra. El junípero es de la misma familia del ciprés y el pino.

Conocimiento de la planta

En el pasado, el junípero era considerado una planta mágica y se quemaba para ahuyentar a los malos espíritus, a los demonios y a los animales salvajes. Se utilizaba como desinfectante en tiempos de epidemias. En Alemania era utilizado en las celebraciones de la Navidad para representar el "Arbol de la Vida". En la mitología cristiana se menciona como símbolo de protección. Los tibetanos lo utilizaban en las ceremonias religiosas y para propósitos medicinales.

Cualidades terapéuticas

Antidiabético, antirreumático, antitóxico, astringente, carminativo, cicatrizante, depurativo, diurético, emenagogo, nervino, rubefaciente, estomático, sudorífico, tónico, antiséptico de las vías excretoras.

Aplicaciones prácticas

- *Mezclas:* El junípero actúa bien con la bergamota, el ciprés, el romero, el incienso, la lavanda y el sándalo.

- *Sistema excretor:* Bueno para las infecciones de las vías excretoras y los cálculos renales. Puede ser irritante para los riñones si se usa por un período de tiempo prolongado; se puede alternar con sándalo. También es un buen diurético y desintoxicante. Con el incienso, es bueno para las hemorroides. No se debe utilizar en casos de inflamación severa. Ayuda con la toxicidad y la eliminación de los desechos.

- *Sistema reproductor:* Trata la leucorrea, la amenorrea y la dismenorrea.

- *Sistema circulatorio:* Estimula la circulación; ayuda a la arterioesclerosis. Es un purificador sanguíneo.

- *Sistema nervioso:* Bueno para la depleción, el agotamiento y la lasitud. Es un purificador psíquico.

- *Cuidado de la piel:* Dermatitis, eczema, acné, celulitis, toxicidad y congestión.

Métodos de uso

- *Sistema excretor:* Baños, masaje, compresas para los riñones.

- *Sistema reproductor:* Duchas, baños, masaje en el abdomen, compresas.

- *Sistema circulatorio:* Baños, masaje.

- *Sistema nervioso:* Masaje, inhalaciones, quemadores, baños.

- *Cuidado de la piel:* Baños, compresas, lociones.

Notas adicionales

Patricia Davis considera al junípero como el aceite clásico para la desintoxicación del cuerpo y de la mente. Esta es una buena manera de clasificar al junípero, como purificador, con una afinidad especial por el sistema excretor. Por esta razón, es bueno para el reumatismo y la gota. Tisserand dice:

> Considerando su toxicidad relativamente suave, el junípero es un remedio notablemente efectivo y versátil, sin contraindicaciones. Debe ser utilizado en condiciones caracterizadas por frío, miedo, temblores, debilidad y desfallecimiento.

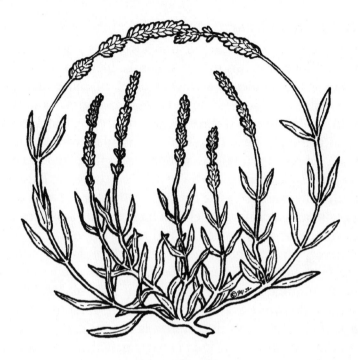

Lavanda

Nombre en Latín: *Lavandula officinalis, Lavandula angustifolia* o *Lavandula vera.*

Familia botánica: *Lamiaceae* (familia de la hierbabuena).

Orígenes: Francia, España, Inglaterra, la antigua Unión Soviética.

Parte de la planta utilizada: Flores.

Método de producción: Destilación; rinde de 0.8 a 1.7 por ciento.

Velocidad de evaporación: Media.

Constituyentes químicos: Esteres de linalil y geranil acetato, geraniol, linalol, cineol, d-borneol, limoneno, l-pineno, carofileno, ésteres butírico y valérico, cumarina y más de 100 componentes adicionales.

Hábitos de crecimiento

La lavanda alcanza una altura de uno a tres pies y florece de junio a agosto. Las flores son púrpura-moradas. La mejor lavanda crece por encima de los 3.000 pies de elevación, en el sol, sobre suelo arenoso bien drenado o calcáreo (aunque la lavanda Inglesa es muy respetada). El aceite esencial realmente se produce y se almacena en las hojas; las glándulas de aceite están incrustadas entre los pequeños pelos que cubren la planta. Los botones de las flores son recolectados para el proceso, cuando están en pleno florecimiento. Existen cerca de 20 diferentes variedades de lavanda cultivadas; la *Lavandula spica* es un aceite más alcanforado, el cual ha sido utilizado para las afecciones respiratorias. También se utiliza en jabones, en productos domésticos y en perfumes. La *Lavandula hybrida* (un cruce entre *Lavandula angustifolia* y *Lavandula spica*) es un aceite importante; esta ha disminuido la producción de la lavanda verdadera y es vendida a menudo como lavanda por los comerciantes inescrupulosos. La *Lavandula spica* no es muy utilizada hoy en día, pero la *Lavandula hybrida* se cultiva por toda la parte baja de los alpes franceses (600 pies de altura) con una producción masiva del aceite esencial.

Conocimiento de la planta

Se cree que la lavanda fue introducida a la Gran Bretaña y a otros países de Europa del norte por los romanos. La palabra latina *lavare* significa lavar y la lavanda ha sido utilizada para baños durante siglos. El agua de lavanda es uno de los perfumes ingleses más antiguos; se supone que su destilación comercial comenzó en los comienzos del siglo XVII. Se dice que es regido por Mercurio y que puede ser relacionado con su aplicación tradicional al sistema nervioso. Es un aceite poco romántico y también se supone que funciona tradicionalmente como un afrodisiaco. Se suponía que rociar lavanda en la cabeza ayudaba a conservar la castidad. Se decía que la lavanda era una de las hierbas dedicadas a Hecate, la diosa de las brujas y los hechiceros, y a sus dos hijas, Medea y Circe.

Cualidades terapéuticas

Bactericida, sedante, analgésico, antiespasmódico, anticonvulsivo, antidepresivo, antiséptico, citofiláctico, diurético, repelente de insectos, antirreumático, parasítico, emenagogo, antimigrañas, colagogo, béquico, hipotensor, sudorífico, aumenta las secreciones del canal alimenticio.

Aplicaciones prácticas

- *Mezclas:* La lavanda es un aceite que parece estar más feliz con compañía; parece que también mejora las cualidades terapéuticas de otros aceites. Yo lo adiciono a una mezcla cuando quiero mejorar su calidad aromática, ya que la lavanda es una aroma familiar y aceptable para la mayoría de la gente. Se mezcla bien con otros aceites de flores, con aceites cítricos y con otras plantas de la familia lamiaceae, como por ejemplo romero o mejorana.

- *Sistema respiratorio:* Alivia la sinusitis, el asma, la influenza, la bronquitis, el catarro, la tos ferina, las infecciones de la garganta y la fiebre.

- *Sistema nervioso:* Evita la migraña, la tensión nerviosa, el estrés, el insomnio, el desmayo, la hipertensión. Generalmente es un suavizante, sedante y equilibrador del sistema nervioso.

- *Cuidado de la piel:* La lavanda es un remedio clásico para las quemaduras y para las heridas y también es utilizado para tratar los abscesos, el acné, la dermatitis, el eczema, la pediculosis y la psoriasis.

- *Sistema reproductor:* Utilizado para la leucorrea, en el parto para ayudar a regular las contracciones y como analgésico. También ayuda a armonizar y a regular la menstruación.

Métodos de uso

- *Sistema respiratorio:* Inhalaciones, compresas, masajes, frotes en el pecho.

- *Sistema nervioso:* Masaje, baños, inhalaciones, quemadores.

- *Cuidado de la piel:* Vaporizaciones, cremas, lociones, aceites, compresas.

- *Sistema reproductor:* Duchas (diluidas al uno por ciento), baños de asiento, inhalaciones en cuclillas, masajes, baños, compresas.

Notas adicionales

La lavanda es uno de los aceites más apreciados y ampliamente usados de toda la aromaterapia. La clave de la lavanda parece ser el equilibrio y yo particularmente la asocio como calmante y suavizante del sistema nervioso. Puede ser considerada como la aspirina de la aromaterapia, debido a sus cualidades analgésicas. Las otras cualidades notables de este aceite son sus propiedades antisépticas y citofilácticas, lo cual significa que es un maravilloso aceite rejuvenecedor y curativo para la piel. Sus cualidades antibióticas también lo hacen útil para tratar la gripe y otras infecciones virales. La lavanda es uno de los pocos aceites que es relativamente seguro para los niños; los baños de lavanda bien diluidos (de una a dos gotas) le ayudará a un niño inquieto a conciliar el sueño.

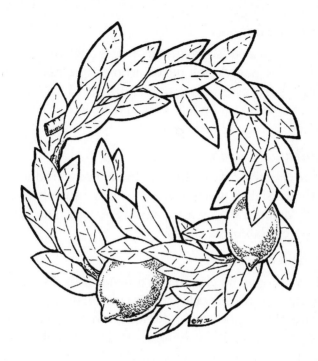

Limón

Nombre en Latín: *Citrus limón.*

Familia botánica: *Rutaceae.*

Orígenes: Argentina, Brasil, Chipre, Portugal, España, Estados Unidos.

Parte de la planta utilizada: Cáscara de la fruta verde, la cual es más rica en aceites esenciales que cuando está madura.

Método de producción: Expresión; rinde de 0.1 al 0.3 por ciento.

Velocidad de evaporación: Superior.

Constituyentes químicos: Noventa y cinco por ciento de terpenos (pineno, limoneno, felandreno, alcanfeno, sesquiterpenos), linalol, acetatos de linalil y geranil (ésteres), cidral y cidronela (aldehidos), alcanfor de limón.

Hábitos de crecimiento

El limón se cultiva en la mayoría de países subtropicales y tropicales. El limón es uno de los pocos árboles que casi siempre tiene hojas, flores y frutos. Alcanza una altura de 12 a 17 pies. El aceite está en pequeñas bolsas en la piel de la fruta y se ve como pequeños puntos negros.

Conocimiento de la planta

Se cree que el limón se originó en la India. Fue introducido en Italia hacia el fin del siglo V y desde allí se propagó su cultivo por toda la región del Mediterráneo y a España y Portugal. Fue cultivado por primera vez en California en 1887.

Cualidades terapéuticas

El limón es un remedio clásico con muchos usos. Es un bactericida, un fuerte antiséptico, activa los corpúsculos blancos, es febrífugo, un tónico para el sistema nervioso, cardiotónico, agente alcalizador, antirreumático, antigota, calmante, combate la acidez gástrica, es diurético, antiescorbútico, tónico venoso, disminuye la hiperviscosidad de la sangre, es hipotensor, depurativo, rectifica la deficiencia de minerales, es antianémico, ayuda a las secreciones pancreáticas, es carminativo y vermífugo.

Aplicaciones prácticas

- *Mezclas:* El limón se mezcla bien con otros aceites cítricos, germanio, lavanda y neroli.

- *Sistema inmunológico:* Ayuda a combatir infecciones de todo tipo, debido a su acción sobre los glóbulos blancos. Es bueno para combatir los resfriados de la cabeza, dolores de garganta, sinusitis, amigdalitis, la inflamación de la boca y de las encías, verrugas y herpes. Su acción antibacterial y antiséptica es fuerte. Es bueno para bajar la fiebre, ya que tiene una acción refrescante. También purifica el agua para beber.

- *Sistema circulatorio:* Tiene un efecto adelgazante y purificador en la sangre. Es bueno para la arterioesclerosis, las venas varicosas, la fragilidad capilar, la hipertensión, las hemorragias, sangrado nasal y los sabañones.

- *Sistema digestivo:* A pesar de su aparente acidez, el limón tiene un efecto alcalino. Es bueno para cualquier condición de acidez, dispepsia, vómito y deficiencia pancreática y hepática.

- *Antitoxicidad:* Indicado para el reumatismo, incrementos de ácido úrico, artritis, gota y congestión hepática.

- *Problemas emocionales:* Equilibra estados emocionales extremos, trae sentimientos de luz, claridad y nitidez.

- *Cuidado de la piel:* El limón tiene una suave acción blanqueadora sobre la piel, ayuda a endurecer los capilares estirados, es bueno para el acné o las condiciones de la piel infectada. Endurece el tejido conector, el manto ácido de la piel y fortalece el cabello y las uñas. También es solicitado para corregir las arrugas.

Métodos de uso

- *Sistema inmunológico:* Baños, quemadores, inhalaciones, masajes. Para las verrugas, aplicar directamente dos veces al día.

- *Sistema circulatorio:* Baños, masajes.

- *Sistema digestivo:* Baños, masaje local, compresas en el abdomen.

- *Antitoxicidad:* Baños, compresas locales, jugo de limón (no el aceite de limón) en agua, masajes.

- *Efectos psicológicos:* Quemadores, inhalaciones, masajes, baños.

- *Cuidado de la piel:* Lociones faciales, jugo de limón, masajes, vaporizaciones.

Notas adicionales

Valnet es la mejor fuente de información acerca del limón y cita mucha evidencia de sus propiedades antisépticas. Escribiendo acerca de sus efectos antiácidos, dice: "Algunos experimentos han demostrado que el uso prolongado del limón, trae consigo dentro del organismo la producción de carbonato de potasio, el cual neutraliza el exceso de acidez en los fluidos del cuerpo". También anota que unas pocas gotas puede matar el 92 por ciento de todas las bacterias de las ostras en 15 minutos. El limón se puede usar internamente en forma de jugo de limón diluido en agua.

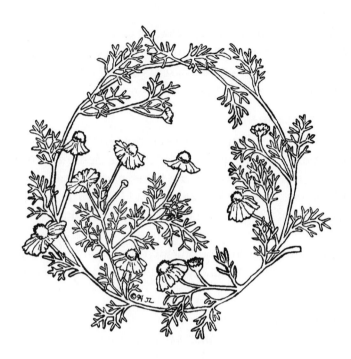

Manzanilla

Nombres en Latín: *Anthemis nobilis* (manzanilla romana), *Matricaria chamomilla* (manzanilla alemana).

Familia botánica: *Asteraceae.*

Orígenes: Francia, Inglaterra, Marruecos, España, Egipto, Bélgica, Alemania, Italia, Hungría.

Parte de la planta utilizada: Flores.

Método de producción: Destilación; el rendimiento de la romana es de 0.5 por ciento, el de la alemana es de 0.22 a 0.23 por ciento.

Velocidad de evaporación: Media.

Constituyentes químicos: Manzanilla romana: ésteres angelato y butiato, un principio más amargo, un alcanfor especial, antemeno, sesquiterpenos (azuleno, artemol), resina, fitosterol goma, calcio y azufre. Manzanilla alemana: éteres de ácido caprílico y monílico, un hidrocarburo y azuleno. Las diferencias principales son que la manzanilla romana es fuerte en ésteres (60 a 80 por ciento) y la manzanilla alemana es fuerte en azuleno (30 por ciento) y también contiene óxidos.

Hábitos de crecimiento

La manzanilla se encuentra en los campos, en los caminos, en tierra de grava, polvorienta y pedregosa. Florece desde el comienzo de julio hasta finales de agosto, tiene flores parecidas a la margarita y hojas plumosas. La manzanilla alemana (*Matricaria chamomilla*) es una planta anual y crece entre uno y dos pies de alta. La manzanilla romana (*Anthemis nobilis*) es una planta perenne y crece alrededor de un pie de alto. La manzanilla siempre ha sido conocida como una buena planta acompañante y ha sido denominada "el médico de las plantas".

Conocimiento de la planta

El nombre manzanilla, *Chamoemelon* en griego, significa "manzana de tierra", lo cual describe bien el aroma a tierra, un poco dulce y ligeramente agrio de la manzanilla. La palabra sajona antigua para manzanilla es *maythen*; esta es una de las hierbas inglesas más antiguas que se conocen. En el idioma de las flores, manzanilla significa "paciencia en la adversidad", lo cual es una buena descripción para las cualidades aliviantes de la manzanilla. Se dice que está regida por el sol y que está dedicada a Santa Ana, madre de la vírgen María. El Palacio de Buckingham tiene un césped de manzanilla en uno de sus jardines y *Anthemis nobilis* significa flor noble.

Propiedades terapéuticas

Analgésico, antialérgico, anticonvulsivo, antidepresivo, antiflogístico, antiséptico, antiespasmódico, carminativo, colagogo, cicatrizante, digestivo, diurético, emenagogo, febrífugo, hepático, nervino, sedante, esplenético, estomacal, sudorífico, tónico, vasoconstrictor, vermífugo.

Aplicaciones prácticas

- *Mezclas:* La manzanilla tiende a dominar una mezcla, así que algunas veces es bueno agregar una gota de lavanda, la cual suaviza su olor característico. La manzanilla *Matricaria* es más agria y la *Anthemis* es más dulce. Se mezcla bien con geranio y rosa. La gente parece amar, o bien odiar la manzanilla.

- *Sistema nervioso:* Antidepresivo, histeria, sedante, alivia el insomnio, la intranquilidad, la irritabilidad nerviosa, la sobre-sensibilidad, la ira (al igual que la rosa, actúa en el hígado).

- *Sistema digestivo:* Las cualidades antiespasmódicas, digestivas y carminativas de la manzanilla explican porqué ha sido un remedio digestivo aliviante durante siglos. El té de manzanilla es famoso por esto. Se utiliza para la dispepsia, para la dificultad de la digestión, para la flatulencia y para las úlceras gástricas.

- *Sistema excretor:* Antiséptico urinario e intestinal, diurético, bueno para la cistitis, los cálculos renales, estimula y restaura el hígado y el bazo, ayuda a la producción de leucocitos.

- *Sistema reproductor:* Buena para el malestar premenstrual y los períodos irregulares. La *Matricaria chamomilla* es especialmente benéfica para las mujeres y por eso es llamada la "Hierba Madre". Alivia los senos congestionados, la mastitis y los problemas ligados a los desórdenes nerviosos.

- *Músculos y articulaciones:* Buen analgésico para el dolor continuo y embotador, particularmente de la inflamación de las articulaciones.

- *Inflamaciones:* La manzanilla es específicamente antiinflamatoria, debido a su contenido de azuleno. Puede ser utilizada para tratar la inflamación de la piel, la dentición de los niños, los dolores de oído, la neuralgia facial o cualquier cosa que aparezca roja o irritada. Utilizada también para la conjuntivitis, los orzuelos (use el té de manzanilla).

- *Niños:* La manzanilla es uno de los pocos aceites seguros de usar en niños pequeños, debido a su baja toxicidad (use una dilución del uno por ciento); es bueno para la mayoría de las enfermedades infantiles. También puede ser utilizado para bajar suavemente las fiebres intermitentes.

- *Cuidado de la piel:* Buena para la piel sensible, los sarpullidos alérgicos, la dermatitis, la piel agrietada, los capilares rotos, es antiinflamatoria y ayuda a la curación. Es calmante y suavizante, inclusive para la piel más delicada y para el eczema.

Métodos de uso

- *Sistema digestivo:* Té de manzanilla, compresas en el abdomen, masaje local.

- *Sistema excretor:* Baños, baños de asiento, té, inhalaciones en cuclillas, masaje, duchas (diluidas, uno por ciento), compresas.

- *Inflamaciones:* Lociones, compresas, baños; trate de evitar el masaje directo.

- *Niños:* Utilícela en una forma muy diluida, cerca del uno por ciento. Evite el contacto directo con los ojos; si se utiliza para la inflamación de los ojos, utilice el té de manzanilla diluido. Se puede utilizar en baños, masajes, compresas, quemadores, inhalaciones. ¡Sea cuidadoso!

- *Cuidado de la piel:* Lociones, aceites, compresas, evaporaciones (pero no para capilares rotos).

Notas adicionales

Valnet escribe:

> El azuleno es una sustania grasosa, descubierta en la esencia de *Matricaria* (camazuleno). Posee propiedades curativas y antiflogísticas, las cuales han sido estudiadas principalmente por los alemanes y en Francia por Caujolle. Numerosos experimentos han demostrado su notable efectividad al tratar diversas inflamaciones de la piel, tales como eczema, úlceras en las piernas, prurito vulvar, urticaria y también gastritis, colitis, cistitis y ciertos tipos de asma.

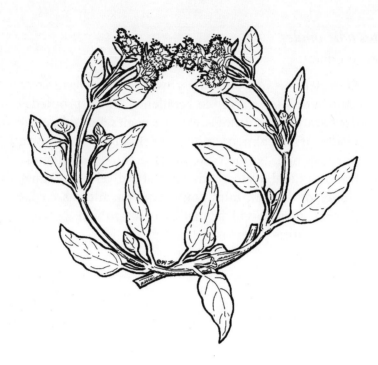

Mejorana

Nombre en Latín: Origanum majorana.

Familia botánica: Lamiaceae.

Origen: Francia, Inglaterra, Tasmania, área Mediterránea, Yugoslavia, Hungría, Irán.

Parte de la planta utilizada: Las copas florecidas.

Método de producción: Destilación al vapor.

Velocidad de evaporación: Media.

Constituyentes químicos: Terpenos, terpineol, sabinas, alcaravol, borneol, alcanfor, origanol, pineno.

Hábitos de crecimiento

La mejorana es una hierba perenne que crece de uno a tres pies de alto, con un tallo peludo y pedúnculos florecidos, hojas pequeñas y ovaladas de color verde y flores púrpura en el extremo de los tallos. La mejorana florece de junio a octubre.

Conocimiento de la planta

El nombre *origanum* significa "gozo de la montaña"; *majorana* significa mayor, debido a que se pensaba que proporcionaba una larga vida. Los griegos creían que la diosa Afrodita fue la primera en cultivar la mejorana y que era ella quien le daba su maravillosa fragancia. Los griegos usaban guirnaldas de mejorana como flores de boda. También se plantaba en los cementerios, ya que se creía que esto ayudaría a los muertos a descansar en paz. ¡Con razón es tan buena para el insomnio!

Cualidades terapéuticas

La mejorana es uno de los aceites sedantes más útiles en aromaterapia. También es un buen analgésico, antiafrodisiaco, antiséptico, antiespasmódico, carminativo, cordial, digestivo, emenagogo, expectorante, hipotensor, laxativo, nervino, sedante, tónico y vasodilatador.

Aplicaciones prácticas

- *Mezclas:* La mejorana se combina bien con lavanda, romero, ylang-ylang, naranja y eucalipto.

- *Sistema circulatorio:* Sus cualidades hipotensoras, sedantes y vasodilatadoras hacen de la mejorana un remedio excelente para los síntomas de la presión sanguínea alta, las palpitaciones y la ansiedad. Ayuda a dilatar los vasos sanguíneos y elimina la fatiga del corazón. Tiene un efecto térmico en el cuerpo y se considera masculino (Yang).

- *Sistema nervioso:* Sus propiedades sedantes lo hacen un buen sedante general; también relaja el sistema nervioso. Si se abusa, la mejorana puede tener propiedades similares a las de una droga y puede desorientar severamente, así que hay que respetarla. Es maravillosa para migrañas y para el insomnio.

- *Sistema digestivo:* La mejorana aumenta la peristalsis, por lo que es útil en casos de un resfriado y de un sistema

digestivo y excretor inactivo; sus propiedades antiespasmódicas ayudan a aliviar los dolores de la gripa en el estómago
y los intestinos. También es un buen laxante caliente.

- *Sistema muscular:* La mejorana es uno de los aceites más
  útiles en los masajes generales, debido a su capacidad de
  calentar y de relajar los músculos y de aumentar la circulación local. Esto ayuda a expulsar los productos de desecho
  después del ejercicio y su cualidad analgésica ayuda a
  reducir el dolor. Su tibieza y su propiedad de eliminar el
  dolor son muy reconfortantes en la artritis y el reumatismo. Sus cualidades antiespasmódicas lo hacen maravilloso para relajar los calambres o los espasmos musculares
  de cualquier tipo.

- *Sistema reproductor:* La mejorana es un buen emenagogo
  calentador, así como un antiespasmódico aliviador del
  dolor de los calambres menstruales. También ayuda a
  inducir los períodos retrasados. Debido a sus cualidades
  antiafrodisiacas, también ayuda a equilibrar los impulsos
  sexuales excesivos y es útil cuando no hay un desahogo
  sexual inmediato en la vida de alguien.

- *Efectos psicológicos:* La mejorana es calentadora y particularmente confortante para el corazón. La aflicción y la
  soledad son aliviadas especialmente con la mejorana; su
  aroma cálido y penetrante parece sumergirse en las pro-
  fundidades de nuestro dolor y frialdad, restaurando nuestro fuego interior.

Métodos de uso

- *Sistema circulatorio:* Masaje, baños.

- *Sistema nervioso:* Baños, masaje, inhalación, difusores y
  quemadores, inhalación de un tejido o un pañuelo, compresas para los dolores de cabeza y migrañas.

- *Sistema digestivo:* Tomada como té de mejorana, compresas, masaje sobre el área del abdomen e intestinal.

- *Sistema muscular:* Masaje, compresas, baño.

- *Sistema reproductivo:* Baños, masaje, compresas, baños de asiento.

- *Efectos psicológicos:* Quemadores y difusores, masaje, baños.

Notas adicionales

La mejorana de uno de los aceites más comúnmente utilizados en la aromaterapia, probablemente debido a su aplicabilidad a la mayoría de las condiciones relacionadas con el estrés. A la mayoría de la gente, tanto hombres como mujeres, les gusta. Yo la utilizo en vez del jengibre o de la pimienta negra cuando quiero crear un calor interno, pero no quiero encender un fuego. Como es una esencia familiar para las personas, esto mismo las hace sentir más cómodas.

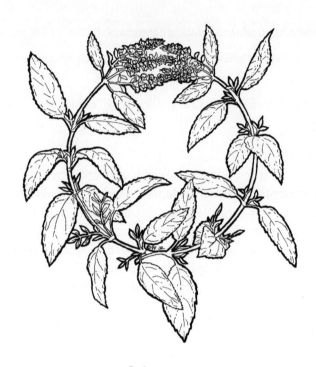

Menta

Nombre en Latín: Mentha piperata.

Familia botánica: Labiatae.

Orígenes: Italia, los Estados Unidos, Japón, Gran Bretaña, Brasil, Francia.

Parte de la planta utilizada: Hojas y copos florecidos.

Método de producción: Destilación; rinde de dos a tres por ciento.

Velocidad de evaporación: Media a superior.

Constituyentes químicos: Terpenos (menteno, felandreno, limoneno), del 30 al 70 por ciento de mentol, ketona (mentona) y tanino.

Hábitos de crecimiento

La menta es un árbol perenne al que le gusta el suelo húmedo. Crece cerca de 20 pulgadas y florece de junio a agosto. Las plantas son recolectadas justo antes de florecer. La mejor menta proviene de Inglaterra.

Conocimiento de la planta

Descubierta en un campo en 1700 por John Rea, la llamó menta debido a su olor picante. Se dice que la familia de la menta deriva su nombre de Minthe, quien amaba a Plutón; cuando su esposa Perséfona descubrió la infidelidad de Plutón, en un arranque de celos transformó a Minthe en la hierba que lleva su nombre. La menta fue dedicada a la virgen María y los Romanos colocaban tazones de hojas de menta en las mesas de los banquetes para que les ayudara a refrenar el hábito de comer en exceso. La esencia de menta es uno de los aceites esenciales más vendido en el mundo, debido a que es tan ampliamente utilizada en la industria saborizante.

Cualidades terapéuticas

Antigalactagogo, analgésico, antiflogístico, antiespasmódico, carminativo, cefálico, cordial, febrífugo, hepático, estimulante, sudorífico, vasoconstrictor, emenagogo, estomático.

Aplicaciones prácticas

- *Mezclas:* La menta es muy dominante, así que se debe usar parcamente en la mezcla o por sí sola. Mezcla bien con benjuí y con romero.

- *Sistema digestivo:* La menta es uno de los principales remedios para el sistema digestivo, debido a sus cualidades antiespasmódicas, carminativas, cordiales, y estomáticas. Es indicada para la indigestión, los cólicos, la flatulencia, los dolores de estómago, la náusea, el vómito, el mareo en los viajes y la diarrea. Alivia la toxicidad y la congestión interna y tiene un efecto fuerte en la secreción de la bilis debido a sus cualidades hepáticas. Es bueno para los problemas agudos y de corta duración, mientras que la manzanilla puede ser utilizada por un largo periodo de tiempo. Si lo utiliza para enfermedades matutinas, utilice el té, pero no en los tres primeros meses del embarazo.

- *Sistema nervioso:* Una de las cualidades importantes de la menta es su efecto cefálico, el cual comparte con la albahaca y con el romero. Puede utilizarse para los dolores de cabeza en lugar de la aspirina, a menudo ayuda con la migraña y ayuda a descongestionar el hígado, lo cual suele acompañar a esta situación. Siempre ha existido controversia sobre si la menta es refrescante o térmica, ya que esta se siente fría, pero es muy estimulante para la circulación y para el sistema nervioso. Sus cualidades febrífugas ayudan a disminuir la fiebre.

- *Sistema respiratorio:* Las cualidades refrescantes, antisépticas y expectorantes de la menta, la hacen útil para los pulmones y las infecciones respiratorias, particularmente la sinusitis. Es bueno utilizarla al comienzo de un resfriado o de la gripe, para ayudar a contrarrestrar los escalofríos.

- *Sistema reproductor:* Ayuda a aliviar la congestión de los senos y la sensibilidad asociada con el sindrome premestrual. Puede ser utilizada para ayudar a detener el flujo de leche si se desea.

Métodos de uso

- *Sistema digestivo:* Una gota en un vaso de agua, compresas, masaje sobre el abdomen.

- *Sistema nervioso:* Masaje, compresas en la frente o detrás del cuello para los dolores de cabeza, quemadores, inhalaciones.

- *Sistema respiratorio:* Inhalaciones, quemadores, compresas en el pecho, masaje.

- *Sistema reproductor:* Compresas, masaje.

Notas adicionales

La menta no debe ser utilizada junto con un tratamiento homeopático, ya que esta hace las veces de antídoto para los remedios. Además no la utilice en cantidades excesivas durante un largo periodo de tiempo (más de una semana si está utilizando la menta sola), ya que esto lo puede llevar a desórdenes nerviosos. Diluya al uno por ciento para uso externo y no ponga más de tres gotas en el baño. Utilice la menta temprano en el día para que no altere sus patrones de sueño.

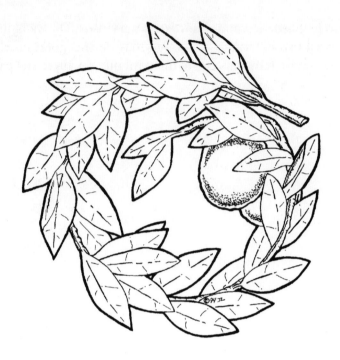

Naranja

Nombres en Latín: *Citrus aurantium amara* (agria), *Citrus aurantium dulcis* (dulce).

Familia botánica: *Rutaceae.*

Orígenes: California, Israel, el Mediterráneo, Suramérica.

Parte de la planta utilizada: Cáscara de la fruta.

Método de producción: Expresión.

Velocidad de evaporación: Superior.

Constituyentes químicos: Limonero (90 por ciento), cidral, cidronelal, geraniol, linalol (hasta un tres por ciento), nerol, jazmona, antranílico, ésteres benzoico y fenilacético.

Hábitos de crecimiento

La naranja es el fruto de un árbol siempre verde de la familia de la ruda. Crece mejor en regiones tropicales y subtropicales en todo el mundo y requiere un buen desagüe y un suelo con un alto contenido de material orgánico. La variedad *aurantium* es un árbol pequeño con forma de pirámide, con hojas oblongas y brillantes y flores blancas. La fruta es cosechada cortando los pies tan cerca de la fruta como sea posible, lo cual debe ser manejado cuidadosamente para evitar magullar la cáscara, la cual contiene las preciosas bolsas de aceite esencial.

Conocimiento de la planta

Nativa originalmente de la China y de la India, la naranja no se utilizó medicinalmente en Europa hasta finales del siglo XVII, debido a que era escasa y costosa. El nombre proviene del árabe *narandj*, el cual fue transformado al Español naranja. Esta fruta probablemente fue la manzana de oro que Hércules vió en el Jardín de las Hespérides.

Cualidades terapéuticas

Antidepresivo, antiespasmódico, digestivo, suavemente hipnótico y sedante, normaliza la acción peristáltica de los intestinos, estomático.

Aplicaciones prácticas

- *Mezclas:* La naranja se lleva bien con los aceites de especias, lavanda e incienso. Es particularmente buena en una mezcla de invierno.

- *Sistema digestivo:* Indigestión, dispepsia, flatulencia, espasmo gástrico.

- *Sistema excretor:* Diarrea, constipación. Parece que equilibra los fluidos corporales y ayuda a la linfa a alcanzar los tejidos.

- *Efectos psicológicos:* Térmico, reanimador, suavizante. Calma los nervios y corrige el desequilibrio.

- *Cuidado de la piel:* Suaviza la piel, rellena los tejidos, hidrata y produce calor.

Métodos de uso

- *Sistema digestivo:* Baños, masaje sobre el abdomen.

- *Sistema excretor:* Baños, compresas, masaje.

- *Efectos psicológicos:* Baños, inhalaciones, masaje.

- *Cuidado de la piel:* Compresas, lociones, vaporización.

Notas adicionales

Se ha escrito poco sobre la naranja como aceite esencial. Utilizamos tres aceites provenientes de la planta de naranja: neroli (brotes de flor de la naranja agria), petitgrain (hojas y ramas) y la propia naranja. Una buena idea para una hermosa mezcla es reunir los tres aceites. Neroli y petitgrain comparten muchas cualidades, excepto que petitgrain tiene una cualidad leñosa, más terroso. El limón y la naranja pueden ser considerados como complementos. El limón es más astringente, mientras que la naranja es más abierta y expansiva. Sus respectivos tamaños lo demuestran. Dado que la naranja puede ser irritante, es mejor empezar con una dilución del uno por ciento y no poner más de tres gotas en el baño.

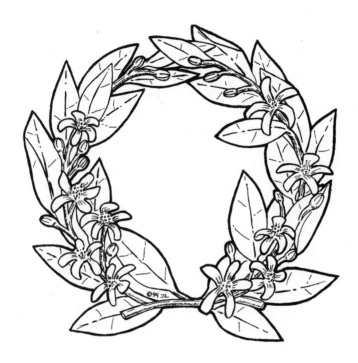

Neroli

Nombres en Latín: *Citrus aurantium amara* (naranja agria), *Citrus bigaradia.*

Familia botánica: *Rutaceae.*

Orígenes: India, China, Francia, Italia, Sicilia, Algeria, Península Ibérica, México, California, Suramérica, Indias Occidentales.

Parte de la planta utilizada: Flores.

Métodos de producción: Absorción, destilación, solventes químicos (con frecuencia adulterados). Una tonelada de flores rinde un kilogramo de aceite esencial.

Velocidad de evaporación: Media a básica.

Constituyentes químicos: Linalol, geraniol, nerol, benzoico, ésteres antranílico y fenilacético, trazas de indol, jasmona, linalil, geranil, neril acetato.

Hábitos de crecimiento

La planta es un árbol pequeño siempre verde, que crece hasta una altura de diez o doce pies. Tiene un tronco suave, brillante, de corteza café grisácea. Las hojas son ovaladas, de tres o cuatro pulgadas de largo, con vesículas de aceite. Las flores son blancas, los pétalos tienen de media a una pulgada de largo y se cosechan en mayo. Se producen tres aceites de este árbol; el de neroli proviene de las flores, el de petitgrain de las hojas y las ramas y el de naranja agria proviene de la cáscara de la fruta. También obtenemos agua de flor de naranja de la destilación de las flores.

Conocimiento de la planta

El nombre de la planta se deriva de "citrus" en honor a la ciudad de Citron en Judea, donde florecía antiguamente. *Aurantium* proviene del Latín *aurum* que significa oro, refiriéndose al color de la fruta. Amara proviene del Latín *amarus*, que significa amargo. La palabra inglesa "orange" (naranja) proviene de la palabra sánscrita *nagarange* y de la árabe *naranj*. El nombre neroli fue adaptado debido a que a la esposa del príncipe de Nerola, en el siglo XVI, le gustó el perfume y lo hizo muy popular. Se cree que el árbol de naranja agria tuvo su origen en el sureste de Asia o en la India. Este se describe en los escritos chinos desde el año 2200 A. de C., pero su uso data de mucho tiempo atrás. Fue introducido a Europa por los cruzados y llegó a simbolizar la fecundidad, ya que su árbol poseía frutos y flores al mismo tiempo. El uso de las flores de naranja en el ramo y en la diadema nupciales fue adoptado en Europa alrededor del siglo XVII. Para los chinos, la naranja es un símbolo de buena suerte y prosperidad.

Cualidades terapéuticas

Antidepresivo, antiséptico, antiespasmódico, afrodisiaco.

Aplicaciones prácticas

- *Mezclas:* El neroli, adorable por sí mismo, también es hermoso con rosa y bergamota. Una buena mezcla es neroli, petitgrain y naranja, las cuales reúnen todos los aceites de los mismos tres.

- *Sistema nervioso y equilibrio emocional:* El neroli es útil en caso de shock, ansiedad y depresión; calma el espíritu, es ligeramente hipnótico y suavemente sedante y es bueno para el insomnio.

- *Sistema circulatorio:* Disminuye las contracciones cardiacas, las palpitaciones y la angina.

- *Cuidado de la piel:* Citofiláctico, rejuvenecedor. Bueno para la piel seca, irritada o sensible.

- *Sistemas digestivo y excretor:* Alivia los espasmos en el tejido muscular suave, bueno para la diarrea y la dispepsia nerviosa.

Métodos de uso

- *Sistema nervioso y equilibrio emocional:* Baños, masaje, como perfume personal (es exquisito y es un uso tradicional para el neroli), quemadores y difusores.

- *Sistema circulatorio:* Baños, masaje, aceites para el cuerpo, compresas locales.

- *Cuidado de la piel:* Aceites y lociones para el cuidado de la piel, compresas, agua de flor de naranja e infusiones como tonificadores, masaje facial.

- *Sistema digestivo:* Masaje local y compresas.

Notas adicionales

El neroli es uno de los aceites esenciales más hermosos y utilizados. Sus cualidades cítricas lo hacen claro y limpio, no tan empalagoso como el jazmín o el ylang, aunque todos son aceites de flor. Podría ser interesante como ejercicio, comparar todos los aceites de flores y observar cómo se diferencian, dependiendo del tipo de planta, del clima y de la familia botánica de la que provienen.

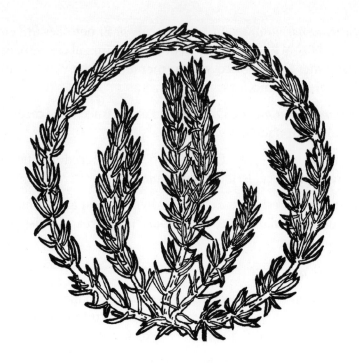

Romero

Nombre en Latín: Rosmarinus officinalis.

Familia botánica: Lamiaceae (familia de la menta).

Orígenes: El Mediterráneo, España, sur de Francia, Italia, Túnez.

Parte de la planta utilizada: Copas florecidas y ramas.

Método de producción: Destilación; rinde 1.5 por ciento.

Velocidad de evaporación: Media.

Constituyentes químicos: Pineno, alcanfeno, cineol, borneoles (15 por ciento), alcanfores, resina, un principio amargo, saponina.

Hábitos de crecimiento

El romero crece en sitios ubicados desde el nivel del mar hasta 2000 pies y prefiere pendientes rocosas y soleadas o suelo seco y arenoso. Es una planta preferida por las abejas, la cual florece de mayo a julio.

Tiene flores azul pálido a medio y crece hasta los seis pies de alto. El aceite de romero a menudo es adulterado con terpentina, salvia o aceites de espigas. El aceite esencial es almacenado en celdas en forma de copa justo debajo de la superficie de la hoja.

Conocimiento de la planta

La leyenda dice que las flores eran originalmente blancas, pero se volvieron azules cuando la virgen María dejó su manto azul sobre un arbusto de romero. También se creía que crecía hasta la estatura de Cristo cuando tenía 33 años y que después se hacía más grueso, pero no más alto. Para los griegos y los romanos, el romero simbolizaba el amor y la muerte, cuyas asociaciones permanecieron con la planta a través de los años. Los estudiantes griegos vestían guirnaldas de romero para mejorar su memoria cuando estudiaban para sus exámenes. La primera destilación de aceite esencial de romero que se conoce, fue hecha por Raymond Tully en 1330.

Cualidades terapéuticas

Astringente, estimulante de la corteza suprarrenal, analgésico, antiséptico, antidiarréico, estimulante general, tónico cardiaco, hipertensor, carminativo, antirreumático, antineurálgico, antigota, colagogo, emenagogo, estimulante cerebral, sudorífico, parasiticida, cicatrizante, cefálico, hepático, nervino, vulnerario.

Aplicaciones prácticas

- *Mezclas:* Generalmente, el romero se mezcla bien con otras Lamiáceae, albahaca, incienso y madera de cedro. Tiene un fuerte aroma, por lo que se debe usar con moderación y siempre que se quiera adicionar cualidades estimulantes a una mezcla.

- *Sistema circulatorio:* Combate la arterioesclerosis, el colesterol alto, la hipotensión, los desórdenes hepáticos, la cirrosis, los cálculos biliares, la gota, las secreciones biliosas.

- *Sistema nervioso:* Estimulante general, desmayos, dolores de cabeza, fatiga mental.

- *Sistema digestivo:* Diarrea, tónico para la digestión. Estimulante y desintoxicador hepático.

- *Sistema reproductor:* Emenagogo.

- *Usos adicionales:* Músculos fatigados, estimulante circulatorio, artritis y reumatismo y desinfectante y tónico para el cuero cabelludo.

Métodos de uso

- *Sistema circulatorio:* Baños, masaje.

- *Sistema hepático:* Aplicaciones locales, baños, masaje.

- *Sistema nervioso:* Inhalaciones, masaje, baños.

- *Sistema digestivo:* Aplicaciones locales, baños, masaje, compresas.

- *Sistema reproductor:* Masaje, baños de asiento, compresas, aplicaciones locales.

- *Músculos y articulaciones:* Masaje local, baños, compresas. Los usos adicionales incluyen masaje del cuero cabelludo y tratamientos de aceite caliente.

Notas adicionales

Se debe pensar en el romero como como el complemento de la lavanda. Donde la lavanda es calmante, el romero es estimulante. Su principal campo de acción parece estar en los sistemas circulatorio y nervioso. También tiene como objetivo el hígado y sus penetrantes cualidades bactericidas lo hacen un buen remedio respiratorio. Es un aceite para ser respetado, ya que en dosis grandes puede ser tóxico; no se debe utilizar en personas que hayan tenido una historia de epilepsia. En cuanto al cuidado de la piel, puede ser útil en pieles congestionadas. El Agua de Hungría, una de las aguas aromáticas más famosas, estaba basada en esta planta. Generalmente, el romero penetra, estimula e intensifica todo aquello con lo que entra en contacto.

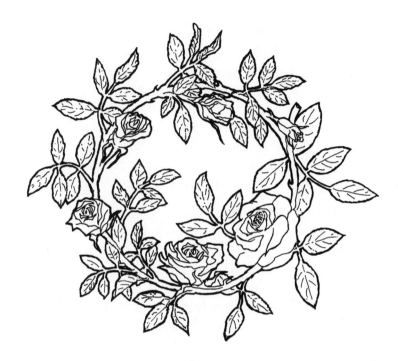

Rosa

Nombres en Latín: *Rosa centifolia* (Rosa francesa y marroquí), *Rosa damascena* (rosa turca), *Rosa gallica.*

Familia botánica: *Rosaceae.*

Orígenes: Bulgaria, Marruecos, Francia, Inglaterra, Turquía, la antigua Unión Soviética, Siria, India.

Parte de la planta utilizada: Flores.

Método de producción: Absorción, extracción del solvente y destilación, la cual produce la esencia de la rosa. (Este es el aceite preferido para los propósitos aromaterapéuticos. Puro, es de un color naranja rojizo, la esencia es de color amarillo pálido.) Rinde un kilo de aceite de rosa por 4000 kilos de flores.

Velocidad de evaporación: Media a básica.

Constituyentes químicos: Alcoholes feniletílicos, geraniol, cidronelol, serol, acetatos.

Hábitos de crecimiento

La rosa es un arbusto resistente que crece hasta cuatro pies de alto, con flores de color rojo-rosáceo profundo, de generosa esencia y estambres dorados, seguidos por capullos de rosa roja. Tiene espinas y tallos leñosos. Se propaga plantando cortes en el otoño y se inclina por una posición soleada y bien marga. Las rosas utilizadas para el aceite florecen solamente durante 30 días y son recogidas a mano en la mañana durante julio y agosto. La cosecha debe ser procesada en 24 horas si se quiere mantener su precioso aceite esencial.

Conocimiento de la planta

Podría llenar lo que resta del libro con la historia de la rosa. Entre todas las flores es una de las más preciosas y más amadas, la misma reina. La mayoría de las tradiciones espirituales principales veneran la rosa. Los cristianos creen que simboliza la sangre de Cristo, para los Sufís simboliza los más altos logros espirituales y una tradición musulmana atribuye la existencia de la rosa a una gota de sudor que dejó Mahoma al ascender al Cielo. La rosa siempre ha sido el símbolo supremo del amor; en el sarcófago del Rey Tut se encontró un ramo de rosas, ofrecido por su reina como símbolo de su devoción. La planta ha sido un símbolo del amor, de la belleza, de la perfección y la inmortalidad. Las espinas simbolizan el dolor del amor y de la culpa y las flores que se marchitan la efímera naturaleza de la belleza y de la juventud. Las flores de diferentes colores simbolizaban diferentes cosas: la rosada era simplicidad o amor feliz, la blanca era la pureza, la amarilla los celos y la roja era la pasión y el deseo sensual, vergüenza, sangre y sacrificio. Esta es una de las flores más antiguas en continuo cultivo; en Montana, Colorado y Oregon se han encontrado trazas fosilizadas de rosa de 35 millones de años de edad.

Cualidades terapéuticas

Antidepresivo, antiinflamatorio, antiséptico, antiespasmódico, afrodisiaco, astringente, emenagogo, hemostático, hepático, laxante, purificador, sedante, esplenético, estomático y tónico uterino.

Aplicaciones prácticas

- *Mezclas:* Pienso que la rosa y la lavanda forman una mezcla adorable, pero en general sugeriría utilizarla sola, para apreciar la belleza de este aceite. ¡Una mezcla interesante que creó un estudiante fue la de rosa y pimienta negra!

- *Efectos psicológicos:* Alivia la aflicción, la rabia, los celos, los problemas relacionados con lo femenino, la frigidez, la incapacidad para amar, la depresión, la pérdida de amor. Es afrodisiaco.

- *Sistema reproductor:* La rosa es el remedio supremo para las mujeres. Tiene una acción tónica en el útero, es un emenagogo suave, ayuda a regular la menstruación y puede ayudar a adaptarse a la menopausia. Ayuda a aliviar la depresión postnatal y restaura el amor de una mujer a su feminidad.

- *Cuidado de la piel:* La rosa es buena para la piel seca, envejecida y sensible. El agua de rosa es un buen tónico suave para la piel. Sus propiedades astringentes ayudan a sanar los capilares rotos. Es uno de los aceites más antisépticos, si no el menos tóxico.

- *Sistema hepático:* La rosa es específica para el hígado, ayuda a estimular el flujo de la bilis y ayuda a combatir los efectos del alcohol.

- *Sistema circulatorio:* Estimula la circulación, purifica la sangre y alivia la congestión cardiaca. Fortalece los capilares y tiene una acción suavemente descongestionante, más que estimulante.

Métodos de uso

- *Efectos psicológicos:* Masaje, inhalaciones, perfumes personales. Es un poco costoso para quemarlo.

- *Sistema reproductor:* Masaje general o local, compresas, baños de asiento.

- *Cuidado de la piel:* Agua de rosa, lociones, compresas, masaje.

- *Sistema hepático:* Masaje local, compresas.

- *Sistema circulatorio:* Masaje.

Notas adicionales

A pesar de su suave manera, la rosa es un aceite muy poderoso, particularmente en el plano emocional, así que prepárese para la liberación emocional cuando utilice este aceite. Es el remedio supremo para las mujeres y les habla con un real entendimiento y profundidad. Si tuviera que escoger solamente un aceite para utilizar por el resto de mi vida, éste tendría que ser el de rosa. Aunque es costoso y precioso, vale cada centavo. Por favor no se sienta tentado a sustituir una esencia de rosa sintética por la real.

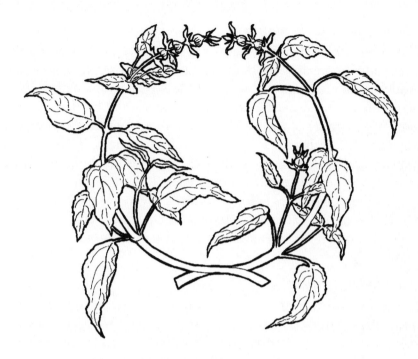

Salvia silvestre

Nombre en Latín: Salvia sclarea.

Familia botánica: Lamiaceae.

Orígenes: Rusia, Marruecos, sur de Francia, Estados Unidos, Siria.

Parte de la planta utilizada: Las copas florecidas y el follaje.

Método de producción: Destilación.

Velocidad de evaporación: Media.

Constituyentes químicos: Borneol, salviol, cineol, esclareol y salveno.

Hábitos de crecimiento

La salvia necesita suelo seco y es una planta bienal, que crece hasta cinco pies de altura. Tiene un tallo cuadrado largo, hojas ovaladas, finamente dentadas y flores raras similares a la orquídea, de color blanco, azul pálido o lila, con brácteas rosadas o lila. La salvia florece de mayo a septiembre.

Conocimiento de la planta

El nombre *sclarea* significa "claro" y la salvia silvestre se denominaba a menudo "ojo claro" en tiempos pasados. Las semillas húmedas producen un mucílago, el cual es utilizado para lavar los ojos y limpiarlos de alguna sustancia extraña. También era utilizada para producir vino similar al moscatel, debido a su fragancia humeante y húmeda. Sin embargo, el uso del aceite esencial con alcohol es imprudente, ya que parece realzar el efecto del alcohol y producir enfermedad, resacas e incluso pesadillas. Robert Tisserand piensa que la salvia silvestre es eufórica, retarda el cerebro y causa efectos similares a los del cáñamo. Debido a las cualidades eufóricas de la salvia silvestre, no es buena idea manejar un automóvil después de su uso.

Cualidades terapéuticas

Es anticonvulsiva, antidepresiva, antigalactagoga, antiséptica, antirreumática, antiespasmódica, antisudorífica, afrodisiaca, astringente, carminativa, desodorante, digestiva, diurética, emenagoga, linfática, nervina, sedante, estomacal, tónica y uterina.

Aplicaciones prácticas

- *Mezclas:* Lavanda y salvia silvestre es una mezcla profundamente satisfactoria. La bergamota, la naranja o la mandarina son buenos compañeros de la familia de los cítricos. Jazmín y salvia es una mezcla muy sensual. El sándalo o el incienso también son posibles compañeros para la salvia. Apostaría que la salvia y el pachulí sería una mezcla rara, una verdadera "ámela o déjela".

- *Sistema nervioso:* A partir de las cualidades eufóricas de la salvia silvestre, se puede deducir que esta tiene un fuerte efecto sedante en el sistema nervioso. De hecho, a la salvia se le podría denominar como uno de los tranquilizantes de la aromaterapia como la valeriana y el vetiver. Me he dado cuenta en las clases que, cuando los estudiantes huelen este aceite, quedan aturdidos, adormecidos y empiezan a hablar lenta y no siempre coherentemente. ¡En ese momento tenemos que tomar un descanso para respirar aire fresco! Es un excelente aceite para el estrés, ayuda en casos de depresión postnatal, es un tónico nervioso para restaurar un sistema nervioso agotado y parece darnos el espacio para desconectarnos y curarnos. Su cualidad eufórica ayuda a reanimar los espíritus, a pesar de que el aceite es sedante. Es bueno en una mezcla para la migraña y es maravilloso con lavanda por la noche, cuando una mente hiperactiva se mantiene dormida estando acosada. Usada sin alcohol, puede incluso mejorar su vida de sueño en una forma positiva.

- *Sistema muscular:* La salvia silvestre es un buen relajante muscular y tiene fuertes cualidades antiespasmódicas. Tiene una cualidad térmica y puede ayudar a tratar la propia tensión muscular y el estrés y la tensión que causa los espasmos musculares. Yo incluyo salvia silvestre en una mezcla cuando quiero crear un efecto de "martillo" que deje privado al cliente durante una hora. Este es uno de los mejores remedios que conozco para los calambres menstruales y tiene un olor que se adapta bien a la sexualidad femenina y para los desequilibrios ginecológicos.

- *Sistema reproductor:* La salvia, como el aroma de la rosa, es un equilibrador hormonal y por lo tanto puede ser utilizada para ocasionar períodos que se presentan tardíos o para aumentar los escasos o difíciles. Tiene una buena cantidad de estrógeno vegetal, así que es útil en la menopausia, cuando esta hormona está disminuyendo o en cualquier otro periodo de desequilibrio femenino. Es útil para aliviar el dolor durante el parto y para ayudar a la madre para que se relaje. Como afrodisiaco, la salvia silvestre siempre es un buen aditivo en una mezcla para alguien que es nervioso, cauteloso o demasiado analítico acerca de la actividad sexual.

Métodos de uso

- *Sistema nervioso:* Masaje, baños, inhalaciones, quemadores o difusores, perfume personal.

- *Sistema muscular:* Masaje (en todo el cuerpo o localmente), compresa, baños.

- *Sistema reproductor:* Masaje sobre el abdomen, la parte baja de la espalda y la parte superior de los muslos; baños, compresas, inhalaciones durante el parto, baños de asiento.

Notas adicionales

He descubierto que la salvia silvestre es uno de los aceites que la gente ama u odia (como el pachulí). Definitivamente tiene un efecto profundo en las personas; es uno de los que muchas personas anhelan en ciertos periodos de su vida. Muchas mujeres lo encuentran profundamente efectivo durante o antes del ciclo menstrual y su esencia tiene un aspecto sexual fuerte para un aceite de la familia lamiaceae. Los aceites sedantes en orden invertido de su intensidad serían: lavanda, mejorana, salvia silvestre y valeriana. ¡Nadie podría resistir una mezcla de estos cuatro!

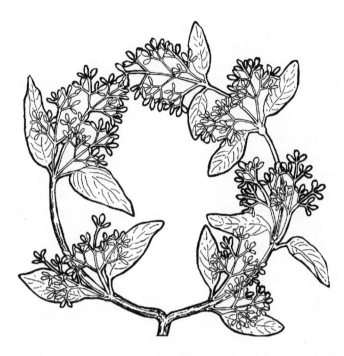

Sándalo

Nombre en Latín: *Santalum album.*

Familia botánica: *Santalaceae.*

Orígenes: India, Islas Indias Orientales, Australia (*Sandelwood spicatum*).

Parte de la planta utilizada: El corazón de la madera.

Método de producción: Destilación; rinde 3.5 por ciento.

Velocidad de evaporación: Básica.

Constituyentes químicos: Ochenta por ciento de alcoholes: santalol, fusanol, ácido santálico, ácido tersantálico y carburos.

Hábitos de crecimiento

El árbol de sándalo tiene una historia bien interesante. Aunque puede llevar a cabo la fotosíntesis, es un parásito y parasitiza las raices de otros árboles para obtener nitrógeno y fósforo. Esto eventualmente mata al anfitrión, el cual puede ser el árbol de teca, de clavo, de bambú o de guayaba. Crece muy lentamente, alcanzando de 20 a 30 pies de altura; tiene una corteza café grisácea y hojas suavemente ovaladas. Tiene flores pequeñas e inodoras de varios colores: violeta, rosado, rojo o amarillo. El aceite esencial se encuentra solamente en árboles de más de 25 años de edad, de forma tal que los árboles son cosechados cuando tienen entre 30 y 60 años de edad. Una vez ha sido cortado el árbol, este se deja en el piso hasta que las hormigas blancas consuman la albura blanca exterior, dejando expuesta la madera de corazón amarilla. En el pasado se cortó tanto sándalo, que el gobierno hindú ahora controla la producción de aceite de sándalo y los árboles son cultivados para este propósito.

Conocimiento de la planta

El árbol de sándalo tiene un uso de larga tradición. Tiene una madera muy dura y densa, casi como de la textura del marfil, cuando se talla y se pule. Esto cuenta para su uso al crear tallados finos tales como estatuas, joyeros y los listones tallados para los abanicos plegables chinos, los cuales fueron introducidos desde el Japón en la dinastía Ming. En la India fueron talladas en sándalo muchas entradas importantes, debido a su resistencia a las termitas y a su adorable esencia; también se utilizaba el sándalo y otras especias para cubrir el olor de las cremaciones. El punto del tercer ojo en medio de los ojos, se hacía con pasta de sándalo, para simbolizar la mirada interior. Aquí vemos su relación con el incienso, el perfume y la meditación; se pensaba que su suave esencia inducía a la calma y la serenidad. En perfumería, el sándalo es una de las notas básicas clásicas y es la base para muchos perfumes verdes y con esencia de madera. La palabra sánscrita es "chandana", brillar; en el Inglés se deriva de la palabra persa "sandul" o útil y "album" significa blanco o luz. El sándalo ha sido utilizado por miles de años en el Oriente y en la medicina ayurvédica como un remedio refrescante. Es mencionado en el Mahabharata, en los poemas épicos Ruamyana de la India y en el Nirukta, escrito durante el siglo V A. de C.

Cualidades terapéuticas

Antidepresivo, antiséptico, antiespasmódico, astringente, afrodisiaco, bactericida, carminativo, expectorante, sedante, tónico.

Aplicaciones prácticas

- *Mezclas:* Mezclado exquisitamente con rosa, jazmín, bergamota y otros aceites cítricos, también con resinas como
el benjuí y la mirra. Como una nota básica es un buen
fijador para otros aceites y se utiliza parcamente, le da
peso sin dominar la mezcla.

- *Sistema respiratorio:* Bronquitis, inflamaciones e infecciones de los pulmones, con fiebre, con inflamaciones crónicas y un poco agudas de las membranas mucosas, tos seca
y persistente, dolores de garganta, laringitis, tuberculosis.

- *Sistema excretor:* Diarrea, cistitis.

- *Cuidado de la piel:* Piel seca e irritada, astringente suave y
suavizante para el acné.

- *Sistema reproductor:* Gonorrea, afrodisiaco, descargas
genitales en el hombre y en la mujer.

- *Sistema nervioso:* Depresión, insomnio, tensión nerviosa.

Métodos de uso

- *Sistema respiratorio:* Inhalaciones, frotes y compresas en el
pecho, baños.

- *Sistema excretor:* Baños, masaje, baños de asiento.

- *Cuidado de la piel:* Aceite o loción facial, compresas, vapor
facial.

- *Sistema reproductor:* Baños, masajes, compresas.

- *Sistema nervioso:* Difusores y quemadores, masaje, baños.

Notas adicionales

En la medicina tradicional, el sándalo es de tipo seco y frío; esto demuestra sus cualidades antiinflamatorias y de detención de la humedad. Puede ser visto como el opuesto del jengibre, el cual es caliente y seco. Tiene algunas cualidades suavizantes, como su capacidad para aliviar la piel seca y deshidratada, así que quizás el sándalo también tiene la capacidad para equilibrar la humedad de alguna forma. Es uno de los aceites que actúan más profundamente y más pegajosos y es poderoso en este efecto a pesar de su aroma suave y dulce. Es un buen aceite para los hombres.

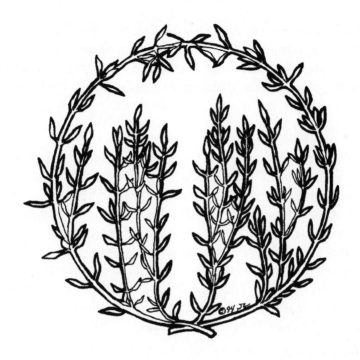

Tomillo

Nombre en Latín: Thymus vulgaris. El *thymus zygis* y el *Thymus citriodora* también son destilados.

Familia botánica: Lamiaceae.

Orígen: Marruecos, España, Francia, Grecia, región Mediterránea.

Parte de la planta utilizada: Hojas y ramas.

Método de producción: Destilación; rinde 1.5 a 2.5 por ciento.

Velocidad de evaporación: Media.

Constituyentes químicos: Timol, carvacrol (hasta 60 por ciento), terpineno, cimeno, borneol, linalol. El tomillo es un buen ejemplo de un aceite cuyos constituyentes químicos cambian con el ambiente en el que se cultiva. En la aromaterapia clínica se utilizan diversos quimiotipos y sus propiedades son bien diferentes. El quimiotipo timol es fuerte, bactericida, inmuno-estimulante y antiséptico. También puede ser demasiado irritante y tóxico en altas dosis. El quimiotipo linalol (llamado tomillo dulce) es suave, no irritante y se puede utilizar en los niños. Es bactericida, tonificante y diurético. El quimiotipo tujanol-4 es antiviral en su acción. El tomillo rojo es el primer destilado, el aceite de tomillo blanco ha sido redestilado o rectificado.

Hábitos de crecimiento

El tomillo prefiere el calor y la luz. Crece bien sea en altitudes elevadas o bajas. El tomillo cultivado en grandes altitudes es del tipo refrescante, más suavizante, mientras que el cultivado en ambientes más bajos y cálidos, muestra tendencias más agresivas e irritantes. El *thymus vulgaris* o tomillo común es una forma cultivada de *thymus serpyllum*, tomillo silvestre o "madre del tomillo". Es una planta perenne con una raíz leñosa, tallos duros, hojas pequeñas de color verde oscuro y una flor pequeña de color lila. Florece de mayo a septiembre y crece de 12 a 18 pies de alto. Atrae a las abejas y con frecuencia es plantado cerca a las colmenas.

Conocimiento de la planta

El nombre tomillo proviene de la palabra griega "thymus", perfumar o fumigar; debido a su olor fuerte y reconfortante era utilizado en los templos como incienso. Tiene una larga historia de uso por las civilizaciones remotas como una planta medicinal e Hipócrates y Dioscórides describieron sus propiedades. Por supuesto, todos la conocemos como una hierba culinaria. Las infusiones de tomillo se consideran un buen sustituto para el café y el té, debido a sus propiedades estimulantes y tonificantes. En los tiempos medievales era un símbolo de coraje y los caballeros partían hacia las cruzadas con bufandas bordadas con una rama de tomillo. Se decía que el té de tomillo prevenía las pesadillas y lo capacitaba a uno para ver a las hadas y a las ninfas. En el siglo XVI, era cultivada en Inglaterra y vendida en los mercados de Londres.

Cualidades terapéuticas

Estimulante, tónico nervioso, hipotensor, antiespasmódico, expectorante, antiséptico, estimula los leucocitos, emenagogo, sudorífico, vermífugo, bactericida, antivenenoso, antiputrefactor, parasiticida.

Aplicaciones prácticas

- *Mezclas:* El tomillo dulce se mezcla bien con limón, lavanda, romero, naranja, tomillo dulce y árbol de té.

- *Sistema respiratorio:* Enfisema, micosis, bronquitis, gripe originada por escalofrío, resfriados, expectorante.

- *Sistema inmunológico:* Estimula a los leucocitos, estimulante suprarrenal, tónico general para la fatiga, la convalescencia. Una buena mezcla para aumentar los leucocitos es tomillo, limón, lavanda y bergamota.

- *Sistema circulatorio:* Aumenta la presión sanguínea baja, estimula la circulación, el calor, aumenta el metabolismo, estimula la purificación y la limpieza de la sangre, estimula el bazo.

- *Sistema nervioso:* Estimula el sistema nervioso, la claridad mental, la agudeza.

- *Cuidado de la piel:* El tomillo rojo puede ser un irritante para la piel; úselo cuidadosamente; cicatrizante (ayuda a la curación de heridas difíciles y de abrasiones), aumenta la circulación, aclara la piel congestionada, es antiséptico, alivia el acné, estimula las glándulas, problemas del cuero cabelludo.

- *Sistema excretor:* Estimula los riñones, ayuda con la excreción, combate las infecciones, es antiséptico.

- *Cuidado dental:* Una dilución de menos del 0.10 por ciento es efectiva contra las bacterias que causan la mayoría de las infecciones de la boca y las encías.

- *Sistema reproductor:* El tomillo rojo es un fuerte emenagogo, y no debe utilizarse en absoluto en mujeres embarazadas. Sé de alguien que estaba tomando la píldora anticonceptiva y el solo hecho de oler el tomillo le produjo un sangrado vaginal.

Métodos de uso

- *Sistema respiratorio:* Inhalaciones, baños, compresas en el pecho, frotes en el pecho, quemadores.

- *Sistema inmunológico:* Baños, masaje, inhalaciones, quemadores (ver también el árbol de té).

- *Sistema circulatorio:* Masaje, baños.

- *Sistema nervioso:* Inhalaciones, baños, masajes, aplique a lo largo de la espina dorsal.

- *Cuidado de la piel:* Lociones, aceites faciales, compresas, baños.

- *Sistema excretor:* Masaje abdominal, compresas y masaje en el área de los riñones, baños, aplicación de loción externa.

- *Cuidado dental:* Como gargarismos. Una gota en una taza de agua tibia.

- *Sistema reproductor:* Baños, compresas en el abdomen, masaje.

Notas adicionales

El tomillo rojo es uno de los aceites más poderosos disponibles y debe ser respetado. Debe ser utilizado en cantidades muy diluidas; siempre se debe iniciar con una dilución del uno por ciento y aumentarla a su manera. Está compuesto abundantemente de fenoles, los cuales pueden ser los aceites más irritantes. Cuando se probó contra otros aceites antisépticos, bactericidas y antigenésicos (antigérmenes), el tomillo encabezaba la lista. Tenga cuidado con el uso excesivo —las dosis excesivas pueden producir vómito, depresión, frío y agotamiento—.

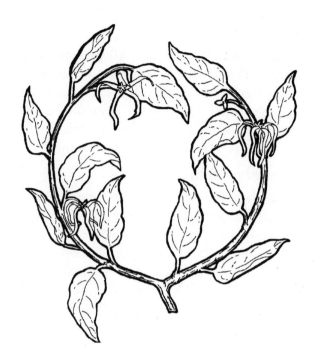

Ylang-ylang

Nombre en Latín: Canaga odorata.

Familia botánica: Annonaceae.

Orígenes: Isla de la Reunión, Islas Comores, Madagascar, Java, Sumatra, Filipinas, Malasia, Islas Seychelles, Tahití, India.

Parte de la plante utilizada: Flores.

Método de producción: Destilación. Se producen cinco grados de aceite; el primer destilado es "premium" o extra y el último aceite es el aceite canaga.

Velocidad de evaporación: Media a básica.

Constituyentes químicos: Eugenol, geraniol, linalol, sasfrol, ylangol, terpenos, pineno, benzoato de bencil, ácidos ascético, benzoico, fórmico, salicílico y valérico.

Hábitos de crecimiento

El árbol canaga crece hasta cerca de 60 pies de alto, haciéndolo mejor en una gran elevación con suelo seco, sombreado y con lluvia de primavera; florece todo el año. Tiene hojas ovaladas de color verde oscuro. Las mejores flores para el aceite son las amarillas, aunque también tiene rosadas y moradas. Las mejores flores para la producción de aceite son recolectadas en mayo y junio.

Conocimiento de la planta

La flor de ylang-ylang fue descubierta en Ceram en el archipiélago de Indonesia por el capitán D'Etchevery en 1770; su esencia no se utilizó hasta que un alemán, Albertino Schwenger, naufragó en las Filipinas. El trató de destilarlo, enamorándose del su perfume. Otro alemán, L. Steck, un boticario, cultivó y destiló exitosamente el ylang-ylang y lo exhibió en la Exhibición Mundial de París en 1878. En 1893, fue introducido a las Islas Seychelles.

Cualidades terapéuticas

Hipotensor, afrodisiaco, antidepresivo, sedante, eufórico, antiséptico.

Aplicaciones prácticas

- *Mezclas:* Me gusta el ylang-ylang junto con los aceites cítricos: limón, bergamota y naranja. La lima puede ser interesante. El clavo puede añadir fuego. El sándalo la puede hacer más profunda y fundamentada —muy sexy, de hecho—. El ylang-ylang parece ser una mezcla de fuego y agua.

- *Sistema nervioso y efectos psicológicos:* Ansiedad, rabia, insomnio, tensión nerviosa, depresión, impotencia, frigidez debido al miedo y al nerviosismo, shock, respiración agitada.

- *Sistema circulatorio:* Palpitaciones, presión sanguínea elevada.

- *Sistema excretor:* Diarrea crónica.

- *Cuidado de la piel:* Piel grasosa, efecto tonificante en el cuero cabelludo.

Métodos de uso

- *Sistema nervioso y efectos psicológicos:* Baños, quemadores, masaje.

- *Sistema circulatorio:* Masaje, baños.

- *Sistema excretor:* Masaje local.

- *Cuidado de la piel:* Compresas, aceite o loción facial.

Notas adicionales

Muchas personas encuentran en el ylang-ylang un afrodisiaco extremadamente efectivo, mientras que otras lo encuentran asquerosamente dulce. Es muy utilizado en perfumería y ha sido denominado el jazmín del pobre, debido a su aroma exótico y pesado. Ciertamente tiene una cualidad eufórica.

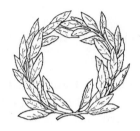

Bibliografía

Culpeper, N. *Culpeper's Complete Herbal*. Londres, Inglaterra: W. Foulsham & Co.

Cunningham, S. *Magical Aromatherapy*. San Pablo, Minnesota: Llewellyn Publications, 1989.

Davis, P. *Aromatherapy: An A-Z*. Saffron Walden, Inglaterra: C. W. Daniel, 1988.

Francômme, P. *Phytoguide No. 1: Aromatherapy, Advanced Therapy for Infectious Illnesses*. La Courtete, Francia: International Phytomedical Foundation, 1985.

Gumbel, G. *Principles of Holistic Skin Therapy with Herbal Essences*. Heidelberg, Alemania: Haug, 1986.

Hoffman, D. *The Holistic Herbal*. Forris, Escocia: The Findham Press, 1983.

Juneman, M. *Enchanting Scents*. Wilmot, Wisconsin: Lotus Press, 1988.

Karagulla, S. and D. van Gelder Kunz. *The Chakras and the Human Energy Fields*. Wheaton, Illinois: Quest Books, Theosophical Publishing House, 1989.

Maury, M. *Marguerite Maury's Guide to Aromatherapy: The Secret of Life and Youth*. Saffron Walden, Inglaterra: C. W. Daniel, 1989.

Morris, E. *Fragrance*. Greenwich, Connecticut: E. T. Morris & Co., 1984.

Price, S. *Practical Aromatherapy: How to Use Essential Oils to Restore Vitality*. Wellingborough, Inglaterra: Thorsons, 1987.

Price, S. *Aromatherapy for Common Ailments*. New York: Fireside, 1991.

Rowett, H. Basic *Anatomy and Physiology*. Londres: John Murray, 1959.

Santa Biblia, Exodo 30, Verso 22.

Tisserand, R. *To Heal and Tend the Body*. Wilmot, Wisconsin: Lotus Press, 1988.

Tisserand, R. *The Art of Aromatherapy*. Saffron Walden, Inglaterra: C. W. Daniel, 1980.

Worwood, V. *Aromantics*. Londres: Pan Books, 1987.

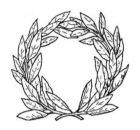

Índice

LLEWELLYN ESPAÑOL

✶ También disponibles en Inglés

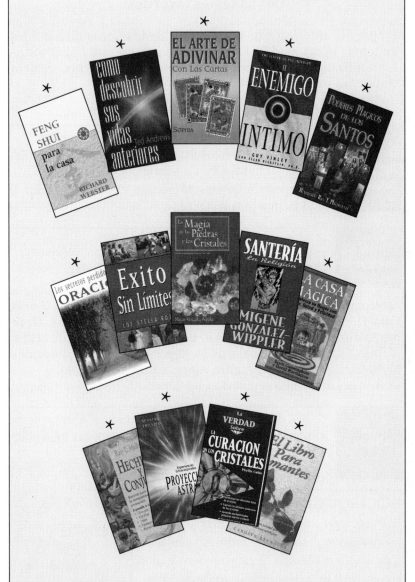

lecturas para la mente
y el espíritu...

MANTENGASE EN CONTACTO...
¡Llewellyn publica cientos de libros de sus temas favoritos!

La página anterior muestra algunos de los libros disponibles en temas relacionados. En su librería local podrá hallar todos estos títulos y muchos más. Lo invitamos a que nos visite a través del Internet.

www.llewellynespanol.com

Ordenes por Teléfono	✔ Mencione este número al hacer su pedido: **K066-3** ✔ Llame gratis en los Estados Unidos y Canadá, al Tel. 1-800-THE-MOON. En Minnesota, al (651) 291-1970 ✔ Aceptamos tarjetas de crédito: VISA, MasterCard, y American Express.
Correo & Transporte	✔ $4 por ordenes menores a $15.00 ✔ $5 por ordenes mayores a $15.00 ✔ No se cobra por ordenes mayores a $100.00

En **U.S.A.** los envíos se hacen a través de UPS. No se hacen envíos a Oficinas Postáles. Ordenes enviadas a **Alaska, Hawai, Canadá, México y Puerto Rico** se harán en correo de 1ª clase. **Ordenes Internacionales:** Correo aéreo, agregue el precio igual de c/libro al total del valor ordenado, más $5.00 por cada artículo diferente a libros (audiotapes, etc.). Terrestre, Agregue $1.00 por artículo.

4-6 semanas para la entrega de cualquier artículo. Tarifas de correo pueden cambiar.

Rebajas	✔ 20% de descuento a grupos de estudio. Deberá ordenar por lo menos cinco copias del mismo libro para obtener el descuento.

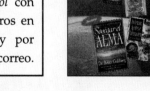

Catálogo Gratis
Ordene una copia de *Llewellyn Español* con información detallada de todos los libros en español actualmente en circulación y por publicarse. Se la enviaremos a vuelta de correo.

Llewellyn Español
P.O. Box 64383, Dept. K066-3   **1-800-843-6666**
Saint Paul, MN 55164-0383